ČASOPIS HYPNÓZA

„Jediná omezení, která v lidských životech existují si klademe my sami." — Konfucius

OBSAH

30. PROSINCE 2020
ČÍSLO 2

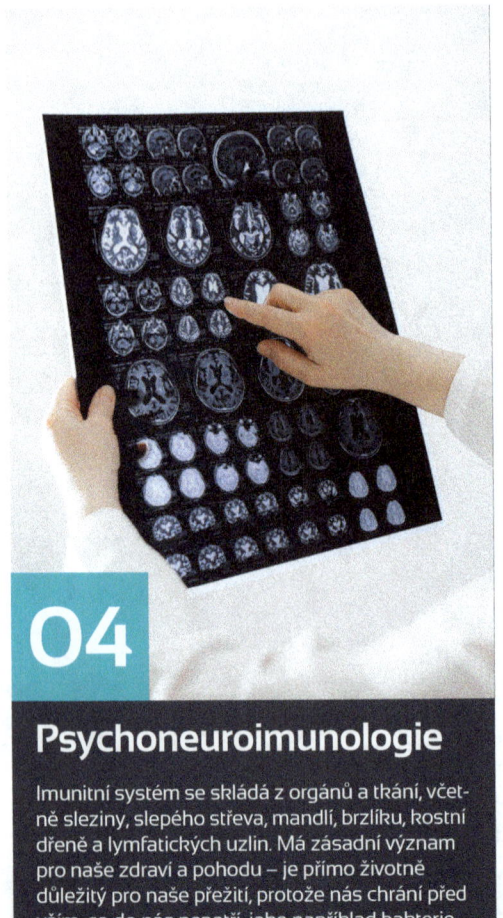

04
Psychoneuroimunologie

Imunitní systém se skládá z orgánů a tkání, včetně sleziny, slepého střeva, mandlí, brzlíku, kostní dřeně a lymfatických uzlin. Má zásadní význam pro naše zdraví a pohodu – je přímo životně důležitý pro naše přežití, protože nás chrání před vším, co do nás nepatří, jako například bakterie, viry, toxiny a rakovinné buňky.

> *Psychoneuroimunologie*

06
Hypnoterapie u zdravotních poruch

Hypnóza je změněný stav vědomí, ve kterém má člověk zvýšenou vnímavost, což mu může pomoci rozvinout jeho schopnosti prostřednictvím podnětů (pozn. sugescí) a fungovat na nejlepší možné úrovni.

> *Hypnóza*

10
Nový model hypnoterapie v ČR

Aby bylo možné pochopit navrhovaný model hypnoterapie v České republice, je třeba nejprve vyjasnit některé základní pojmy a principy.

> *Hypnoterapie*

16
Naučte se milovat své tělo a nastartujte tak svou pohodu, sebedůvěru a sebeúctu. Věděli jste, že hypnóza vám v tom může pomoci?

> *Hypnoterapie*

08
Rozhovor s hypnoterapeutem Petrem Pomajbíkem

> *Rozhovory*

23
Jak může hypnóza pomoci v době pandemie?

Téměř všude se neustále hovoří o hromadném výskytu infekčního onemocnění postihujícího obyvatelstvo bez ohledu na hranice, pohlaví a věk.

> *Různé*

Vítejte
Úvodní slovo

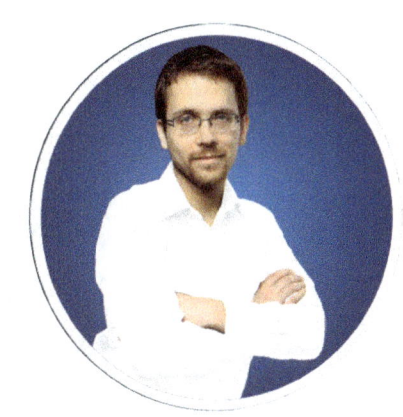

V časech, jako je tento, je pravděpodobně to poslední, na co myslíme, hypnóza. Pandemie zasáhla každodenní život většiny z nás, a to bezpochyby vedlo ke změně priorit. To, co bylo nedílnou součástí našich životů, může teď být obtížné dosáhnout. Jistota, s kterou jsme se mohli spolehnout na řadu věcí, o nichž nebylo nutné pochybovat, pouze je předpokládat, byla vystřídaná naopak nejistotou.

Možná právě hypnóza může být cenným nástrojem ve víru nepředvídatelných událostí. Ačkoliv víme, že hypnóza je specifický přirozený stav mysli, který známe z každodenního života, přesto dává tělu a mysli blahodárné uvolnění a umožňuje přizpůsobit vnímání, jak potřebujeme. Takže je možné pracovat na celé řadě problémů.

Články, které jsou obsahem tohoto časopisu, se třeba stanou inspirací k pochopení toho, jak důležitou roli hypnóza může hrát v životě každého z nás. Na straně čtyři se můžete dozvědět, co je psychoneuroimunologie. Strana šest popisuje hypnoterapii u zdravotních poruch. Následuje rozhovor s hypnoterapeutem Petrem Pomajbíkem na straně osm. Strana deset představuje nový model hypnoterapie v České republice. Na straně dvanáct je další rozhovor, tentokrát s hypnoterapeutem Mgr. Petrem Hammerlindlem. Strana šestnáct je věnována tomu, jak se naučit milovat své tělo. Na straně osmnáct si můžete přečíst další rozhovor s hypnoterapeutkou Bc. Radkou Hornek C.Ht. A poslední je článek o tom, jak může hypnóza pomoci v době pandemie, najdete ho na straně dvacet tři. Na závěr je na straně dvacet čtyři připojen adresář hypnoterapeutů. Věřím, že náš časopis najde své místo mezi vámi oblíbenými tituly. Za redakční tým vám přeji příjemné čtení.

> Jakub Tenčl, Ph.D. - šéfredaktor

HYPNÓZA

Vydává: Jakub Tenčl, Brandýs nad Labem, Česká Republika ve spolupráci s Hypnotherapy – Dr. Jakub Tencl MHS Accred, London, GB | Časopis vychází ročně, číslo 2, ročník 2, 30. prosince 2020 | **Foto na obálce a nesignované fotografie:** pixabay.com | Cena výtisku 140 Kč (€ 6) | Nevyžádané příspěvky nevracíme | Redakce si vyhrazuje právo texty krátit a upravovat | Uveřejňované texty nemusejí vyjadřovat názory a postoje redakce a vydavatele | ISSN 2694-7692 | **Tisk:** Project, s.r.o. | Rozšiřuje společnost Send Předplatné spol. s r.o. a Digital-ICT, s.r.o. | **Inzerce a reklama:** +44 7704 734 834, info@hypnoza.eu | **Korektury:** Mgr. Lucie Šťastná | www.predplatne.cz | **Objednávky SMS zprávou:** +44 7704 734 834 (uveďte název časopisu, počet kusů, adresu příjemce) | **Web:** www.hypnoza.eu | Copyright © 2020 Jakub Tenčl

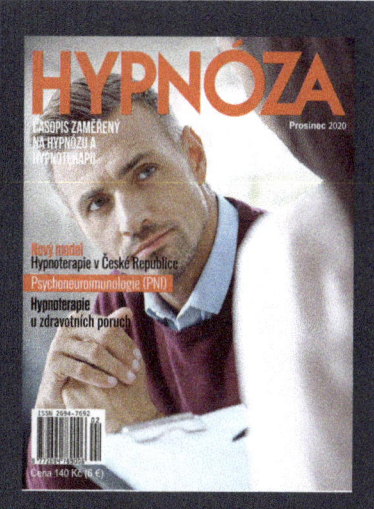

ČASOPIS HYPNÓZA

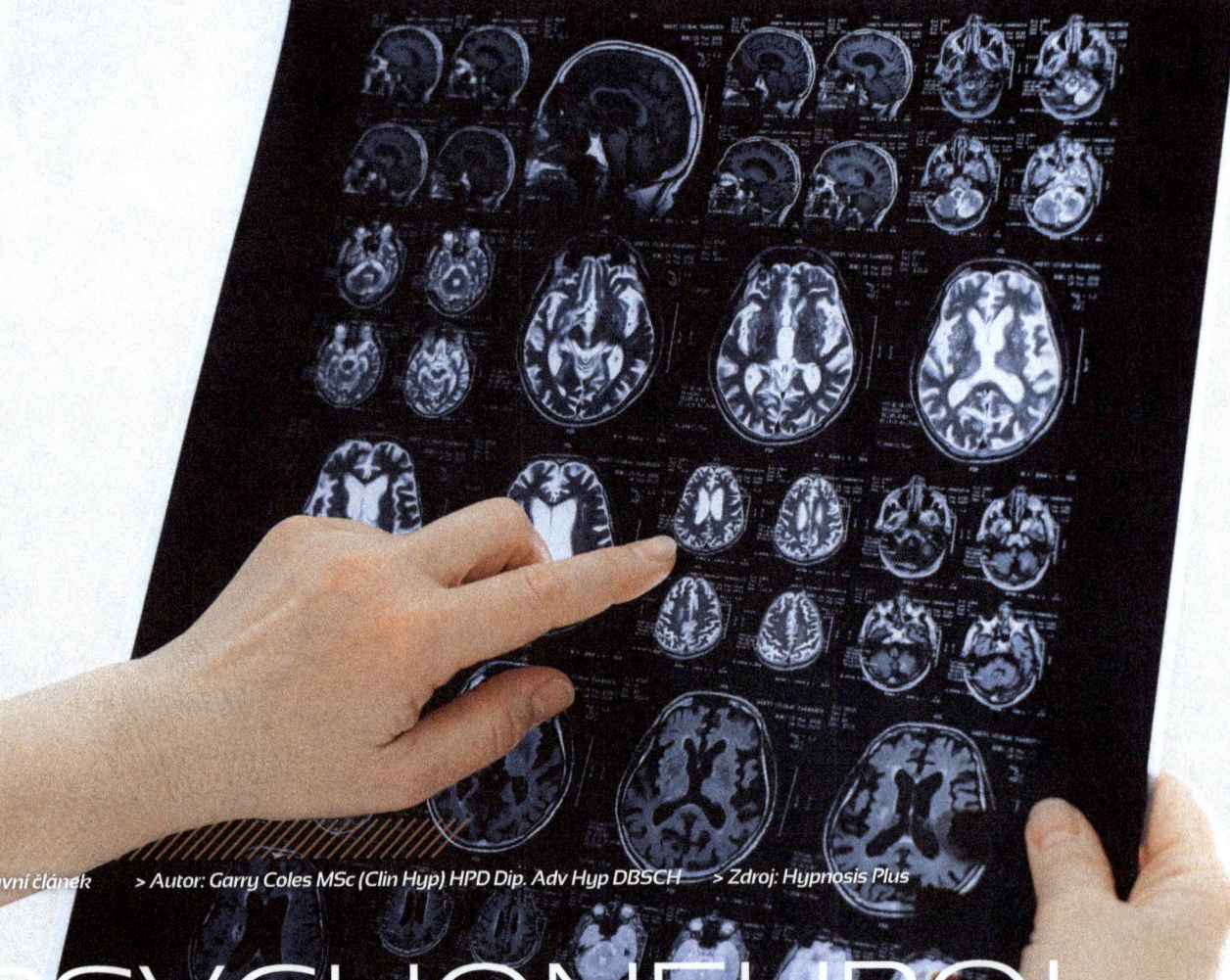

> Hlavní článek > Autor: Garry Coles MSc (Clin Hyp) HPD Dip. Adv Hyp DBSCH > Zdroj: Hypnosis Plus

PSYCHONEUROI-
MUNOLOGIE (PNI)

PSYCHONEUROIMUNOLOGIE

Další velké téma v oblasti medicíny těla a mysli?

Imunitní systém se skládá z orgánů a tkání, včetně sleziny, slepého střeva, mandlí, brzlíku, kostní dřeně a lymfatických uzlin. Má zásadní význam pro naše zdraví a pohodu – je přímo životně důležitý pro naše přežití, protože nás chrání před vším, co do nás nepatří, jako například bakterie, viry, toxiny a rakovinné buňky.

Co je psychoneuroimunologie (PNI)?

Začněme s analogií, která bude zřejmě bližší těm, jež praktikují hypnoterapii. Mnoho hypnoterapeutů se ve své praxi setkává s nevysvětlitelnou neplodností u svých klientů. Pokud žena snažící se otěhotnět prožívá úzkosti a neklid, může produkce estrogenu často klesat, což dále sabotuje pravděpodobnost početí. Dnes se má za to, že deprese může způsobit zvýšení produkce prolaktinu, což se děje během laktace, a to dále snižuje šance na početí. Pomocí hypnoterapie za účelem pomoci s depresí a úzkostí tak ve skutečnosti přivádíme hormonální systém zpět do rovnováhy.

Pomocí hypnoterapie za účelem pomoci s depresí a úzkostí tak ve skutečnosti přivádíme hormonální systém zpět do rovnováhy.

Psychoneuroimunologie (PNI) je relativně nový obor, který se zabývá interakcí mezi psychologickými procesy a nervovým a imunitním systémem lidského těla spolu se studiem účinků mysli na zdraví a odolnost vůči nemocem. PNI zkoumá, jak stresové situace a negativní pocity s nimi spojené mohou způsobovat fyzické změny v těle.

Výzkum ukazuje, že mozek a imunitní systém jsou jednotným, integrovaným systémem obrany těla

PNI je připisováno doktoru Robertu Aderovi, který publikoval řadu výzkumných prací na toto téma (mnoho z nich ve spolupráci s Nicholasem Cohenem) od roku 1974 až do prvního desetiletí 21. století. Klíčovým poznatkem průlomového výzkumu dr. Adera bylo zjištění, které už dříve říkávaly i naše babičky: „Přestaňte se stále obávat, nebo sami sebe učiníte nemocnými." Další studie od Cohena a kol. v roce 1991 dospěly k závěru (k něčemu, co jsme snad všichni předpokládali), že existuje přímý a replikovatelný vztah mezi stresem a infekčními nemocemi, jako je nachlazení. Výzkum tedy ukazuje, že existuje přímý vztah mezi stresem a infekční nákazou.

Ader vědecky prokázal, že stres zhoršuje onemocnění, někdy jej dokonce spouští, a že omezení stresu je nezbytné pro zdravotní péči. Jeho počáteční výzkum v 70. letech se stal základem pro studie, které od té doby mapovaly obrovské komunikační sítě mezi imunitními buňkami, hormony a neurotransmitery. Nejen že založil novou oblast výzkumu, ale zároveň přivedl vědu do oblasti dříve obvykle považované za magické myšlení: že meditace pomáhá snížit arteriální plak; že sociální vazby zlepšují naději na přežití rakoviny; že lidé ve stresu se častěji nachladí; nebo že placebo pracuje nejen v lidské mysli, ale má také dopad na údajně „necítící" buňky.

Nervy v mozku a míše tvoří náš centrální nervový systém (CNS), zatímco náš imunitní systém se skládá z orgánů a buněk, které chrání naše tělo proti infekci. Oba systémy produkují malé molekuly a proteiny, které mohou působit jako poslové mezi oběma systémy. V našem CNS patří k těmto poslům hormony a neurotransmitery. Náš imunitní systém zase používá pro komunikaci s CNS proteiny zvané cytokiny.

V roce 1981 objevil David L. Felten síť nervů vedoucích jak k cévám, tak k buňkám imunitního systému. Tento výzkumník našel spolu se svým týmem také nervy v brzlíku a slezině končící v blízkosti shluků lymfocytů, makrofágů, a žírných buněk, jež všechny pomáhají kontrolovat imunitní funkce. Tento objev nám poskytl jeden z prvních náznaků toho, jak dochází k neuroimunitní interakci.

Ader, Cohen a Felten v roce 1981 napsali průlomovou knihu Psychoneuroimunologie, která podložila základní předpoklad, že mozek a imunitní systém představují jediný, integrovaný systém obrany.

Využití hypnózy ke změně imunitního systému

Co kdybychom mohli využít sílu mysli a pomocí hypnózy změnit či upravit skladbu našeho imunitního systému? Zní to jako něco ohromujícího a nemožného, že? Ale jen si představte, že bychom to mohli udělat, že bychom toho byli schopni. K jakým úžasným průlomům by to mohlo vést v oblastech, jako je HIV, rakovina, různé autoimunitní poruchy a dalších?

Dnes se již má za to, že existuje dostatek důkazů k tomu, že hypnóza může změnit produkci a aktivitu složek imunitního systému a imunitní odpověď skrze měření B-buněk, T-buněk, pomocných buněk a supresorových buněk (Gruzelier, 2002).

V některých studiích bylo zjištěno, že důležitou roli hraje hypnotizovatelnost, ačkoli jiné studie se zdají být s tímto v rozporu. V souvislosti s hypnózou bylo prokázáno významné zvýšení celkového počtu lymfocytů (Hall, 1982–83) a také výrazné zvýšení celkového počtu T-buněk u vysoce, ale ne nízko-hypnotizovatelných subjektů (Ruzyla Smith et al., 1995).

U hypnózy byl také prokázán výrazně zvýšený počet CD4 buněk jak u vysoce, tak u nízko-hypnotizovatelných subjektů ve srovnání s kontrolními subjekty, které byly vystaveny relaxaci a sugesci či pouze sugesci (Ruzyla Smith et al., 1995). Hypnóza se tudíž zdá být spojena s konkrétní imunitní odpovědí ve srovnání s relaxací a sugescí. Zdá se tedy, že je spojena se specifickou imunitní odpovědí.

Odstranění sebenaplňujícího se proroctví

Oblast, kterou se velmi intenzivně zabývám, je hypno-onkologie – tedy použití hypnotických intervencí u pacientů procházejících rakovinou. V rámci PNI existuje povzbuzující výzkum, který by mohl mít pozitivní a hluboký vliv na lidi, kteří rakovinou procházejí.

Dokonce i komunikace může ovlivnit PNI a může mít potenciálně vliv na průběh nemoci a její progresi. Lidé mají tendenci být označováni buď za optimisty, či pesimisty, přičemž pesimisté jsou náchylnější ke stresu a depresi a pesimistické myšlení může mít škodlivý vliv na průběh onemocnění.

Jak pesimismus, tak optimismus mohou být sebenaplňujícími se proroctvími a ovlivnit tak výsledky u daných cílů, nálady a chování ve vztahu ke stanoveným cílům. Náhled na život a naše reakce na okolí mají zásadní význam, s přihlédnutím také k jakýmkoli předchozím zkušenostem s onemocněním, pozorováním druhých s onemocněním, postojům lidí kolem nás, k tomu, co čteme a co nám říkají odborníci. Tyto informace mohou být zpracovávány jako nepřímé sugesce.

Diagnóza a prognóza mohou mít také velký vliv. Diagnóza je neproměněným faktem, zatímco prognóza je variabilní fakt založený na informacích ostatních. Prognóza může být přímou sugescí, pokud ji dává profesionál (ví, o čem mluví). Toto může nepřímo vyvolat reakci strachu, čímž se vytvoří sebenaplňující se proroctví, což může vést k negativním náladám, které dále ohrožují imunitní systém.

Další velké téma?

Je tedy použití hypnózy v rámci PNI dalším velkým tématem oblasti medicíny mysli a těla? Existují důkazy pro to, že by mohla určitě pomoci. Víme, že hypnoterapie může mimo jiné zmírnit stres a úzkost. Víme, že může vrátit hormonální systém zpět do rovnováhy. Je tudíž rozumné předpokládat, že zaměřením se na psychologických problémů může hypnóza pozitivně ovlivnit imunitní systém.

Bylo by příliš brzy na to říct s plnou jistotou, že tomu tak musí být, avšak existuje rostoucí množství důkazů. Potřebujeme sice samozřejmě víc, mnohem víc, empirických důkazů, ale jsou zde pozitivní znamení a situace vypadá slibně.

Lidé jsou stále náchylnější k tomu věřit a pochopit spojení mysli a těla a jsou stále otevřenější k holistické léčbě spíše než k čistě lékařským zákrokům. S narůstajícím množstvím důkazů by hypnoterapie skutečně mohla být v čele budoucích trendů v této oblasti.

Je tedy PNI dalším velkým objevem v oblasti medicíny mysli a těla?

To ukáže jen čas, zatím můžeme pouze doufat!

Z časopisu Hypnosis Plus přeložil Jiří Mravec

HYPNOTERAPIE U ZDRAVOTNÍCH PORUCH

> Hlavní článek   > Autor: Prof. Rajeev Mohan Kaushik MD, FICP   > e: info@hypnoza.eu

ÚVOD

Hypnóza je změněný stav vědomí, ve kterém má člověk zvýšenou vnímavost, což mu může pomoct rozvinout jeho schopnosti prostřednictvím podnětů (pozn. sugescí) a fungovat na nejlepší možné úrovni. Také člověku umožní získat přístup k vnitřní síle pro ovlivňování nejen těla, ale i mysli, a dokonce je i někdy přesahovat. Ačkoli tato věda byla známá již v dávných dobách, její znalosti byly v čase postupně ztraceny.

V moderní době to byl vídeňský lékař Franz Anton Mesmer (1734–1815), kdo jako první začal studovat tuto metodologii a nazval ji zvířecí magnetismus. Po něm byl tento vědecký proud pojmenován jako Mesmerismus. Otcem moderní hypnózy byl James Braid (1795–1860), chirurg z Edinburghu, který ji nazval „hypnózou" z řeckého slova „hypnos", což znamená spánek. Poté byla hypnóza studována mnoha vědci. Dvě světové války měly za následek také vzestup hypnózy a byly plně uznány její vzdělávací a rozvojové možnosti. V roce 1953 Britská lékařská asociace oficiálně schválila lékařské použití hypnózy, následovalo její schválení Americkou lékařskou asociací v roce 1958.

Hypnóza je podobná technice „yoganidra" či jógovému spánku, který je široce podporován různými učiteli jógy. Základním rozdílem mezi těmito dvěma stavy (hypnózou a jógovým spánkem) je hypnotický trans navozený prostřednictvím podnětů, zatímco pro vstup do stavu „yoganidra" se nevyužívají žádné podněty (pozn. sugesce). Existují četné empirické důkazy o účinnosti hypnózy v různých oblastech aplikace v medicíně. Během hypnotického transu je vědomá mysl uspána a hypnoterapeut je schopen navázat rapport s podvědomím hypnotizované osoby. Podněty poté přeprogramují podvědomí, což nakonec člověku dává požadovaný efekt. Podněty mohou vyžadovat posílení, pokud je žádoucí prodloužený účinek.

OBLASTI MOZKU POSTIŽENÉ HYPNÓZOU

Výzkum pomocí pozitronové emisní tomografie (PET) prokázal, že hypnóza zasahuje přední gyrus cinguli a že dochází ke skutečným změnám vnímání mozku, které se nevyskytují, pokud se ovlivňovaná osoba čistě řídí pokyny. Hypnóza aktivně snižuje subjektivní a objektivní vnímání emocionální reakce na bolest skrze střední kůru, modulující velkou kortikální síť. Skeny ukazují, že během hypnotického transu bolest není vnímána. PET ukazuje, že pravý přední gyrus cinguli je aktivován jak při tom, když lidé slyší zvuky, tak při tom, když je poslouchání zvuků navrženo pod hypnotickým transem, ale ne když si lidé poslouchání zvuků jen představí. Funkční studie magnetické rezonance prokázaly významnou aktivitu a konektivitu zahrnující výchozí režim mozkové sítě (pozn. z angl. DMN) a dalších oblastí u hypnotizovaných subjektů. DMN, která zahrnuje mediální temporální lalok, část mediální prefrontální kůry, zadní gyrus cinguli, přilehlý ventrální prekuneus a nižší parietální kůry, je považován za místo generace spontánních myšlenek a je zásadní pro kreativitu.

FYZIOLOGICKÉ ÚČINKY HYPNÓZY

Hypnóza je přírodním fenoménem těla a mysli. Během hypnózy vzniká kromě změn a posunů ve vnímání i konstelace fyziologických změn. Obecně platí, že dochází ke zvýšení produkce alfa rytmů. Tento vzor EEG je podobný relaxaci. Kromě toho dochází ke zvýšení bazální kožní rezistence, snížení dýchání, bazálního metabolismu, srdečního výdeje a ke zvýšení tělesné teploty. Hypnóza se tak fyziologicky podobá relaxaci, zatímco kognitivně se jeví spíše jako snění. Neurofyziologické studie ukázaly, že i přes podobnosti je hypnóza více než jednoduchá představivost, relaxace, spánek a placebo reakce a liší se od nich.

FAKTORY OVLIVŇUJÍCÍ TERAPEUTICKOU REAKCI

INDIVIDUÁLNÍ SUGESTIBILITA A FAKTORY HYPNOTIZOVATELNOSTI

Hypnóza je v podstatě stavem „svolení". Hypnóza bude optimálně účinná, pokud je pacient vysoce motivován k překonání problému a když je hypnoterapeut dobře vyškolen jak v hypnóze, tak obecně v oblasti týkající se léčby konkrétního problému. Zdá se, že někteří jedinci mají přirozeně vyšší hypnotický talent a schopnosti, které jim umožňují vytěžit žádoucí efekt z hypnózy snadněji. Až 95 % subjektů může být přivedeno alespoň do lehkého hypnotického transu. Nejlepšími hypnotickými subjekty jsou inteligentní lidé, kteří mají vynikající paměť a dobrou koncentraci, jsou schopni si živě vizualizovat scény, nejsou příliš kritičtí, jsou schopni snadno vyjádřit své emoce a jsou schopni hluboce se ponořit do děje při čtení nebo při sledování filmu. Ženy jsou snáze hypnotizovatelné (mají větší hypnotickou vnímavost) než muži. Děti jsou vynikající subjekty díky jejich představivosti, nedostatku odporu, skepse a respektu k autoritě.

Nejhorší hypnotické subjekty mají obvykle velmi krátké rozpětí pozornosti, mají tendenci se zaměřovat na minulost a budoucnost spíše než současnost, jsou příliš kritičtí, používají logiku namísto emocí, mají nižší IQ a mají velké potíže se uvolnit. Senilita, poškození mozku, mentální retardace, neschopnost porozumět jazyku hypnoterapeuta a příliš cynický přístup také znemožňují navození hypnotického transu.

ÚROVNĚ HYPNÓZY

Pro jednoduchost je možné rozdělit hypnotickou vnímavost do pěti stupňů. Třetí, čtvrtý a pátý stupeň jsou klinicky relevantní.

i. Nepřipouštějící si / odolný.
ii. Hypnoidální – prekurzor hypnotického stavu, žádné příznaky.
iii. Lehká fáze / lehký stupeň hypnózy.
iv. Střední fáze / střední stupeň hypnózy.
v. Hluboká fáze / hluboký stupeň hypnózy.

Je důležité mít na paměti, že hypnóza je jako každá jiná psychoterapeutická modalita: pro některé pacienty má výrazný pozitivní přínos s některými problémy a je užitečná u mnoha dalších pacientů, ale může také selhat, stejně jako každá jiná klinická metoda.

INDUKCE HYPNOTICKÉHO TRANSU

Indukce hypnotického transu je jedinou obtížnou a důležitou věcí v procesu hypnózy. Indukce hypnotického transu lze provést různými technikami, jako jsou techniky fixace očí s nebo bez sugescí ke spánku, technika sevření rukou, progresivní relaxace, technika levitace paží, dětské navozovací techniky, mechanické techniky a Ericksonovy techniky zmatenosti atd. Jiné přístupy při používání hypnoterapie jsou indikovány v závislosti na hypnotizovatelnosti pacienta a povaze indispozice. Po dosažení cíle terapeut jednoduše navrhne pacientovi, aby se vrátil do normálního stavu. Skupinová hypnóza může také mít silně pozitivní účinky na mnoho typů poruch.

TYPY HYPNÓZY

Heterohypnóza je stav transu navozený v jedné osobě jinou osobou, hypnoterapeutem. Je-li hypnotický trans u subjektu navozen bez pomoci jiné osoby, jedná se o auohypnózu ("self-hypnosis"). Neexistuje žádný rozdíl mezi hypnotickými stavy heterohypnózy a autohypnózy a jejich účinek je stejný.

Poté, co subjekt zažil hypnotický trans jednou, může být subjekt schopen navodit si hypnotický trans sám bez pomoci jiné osoby. Proto by vhodné subjekty měly být vždy učeny autohypnóze a měly by jim být dávány užitečné podněty.

APLIKACE HYPNOTERAPIE U ZDRAVOTNÍCH PORUCH

JAKO MODIFIKÁTOR REAKCE NA STRES

Stres je velmi důležitým faktorem u mnoha nemocí a hypnóza je cennou metodou proti němu. U hypnoterapie lze očekávat, že pomůže pacientovi dvěma způsoby: jako profylaktické činidlo a v tlumení šoku. Hypnoterapie může uvolnit jednotlivce a tím zvýšit jeho práh pro strach, šok a stres. Hypnoterapie může vést k rychlému poznání a vhledům pro pacienta. Navíc svou silou relaxace a odstranění napětí pomáhá hypnóza jak psychice, tak tělu a může zvýšit schopnost jedince odolávat dalším emočním obtížím. Hypnóza může usnadnit fyziologické / biochemické léčebné procesy a zřejmě ovlivnit, nebo dokonce zastavit, progresi skutečného organického onemocnění.

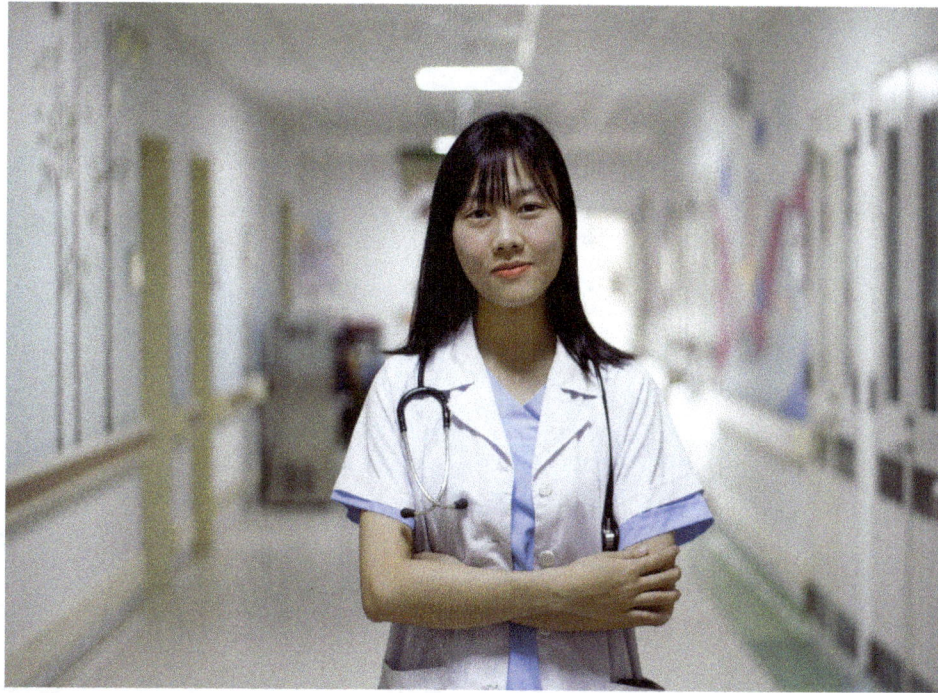

Nejlepší technikou pro použití je v mnoha případech stav úplného klidu. Verbalizace nebo jakýkoli způsob vzpomínání je umožněn, ale často jsou stav úplného klidu a relaxace následovány několika minutami podnětů na konci sezení tou nejpřínosnější technikou ze všech.

PŘÍMÉ ODSTRANĚNÍ PŘÍZNAKŮ

Hypnoterapie může být použita pro přímé odstranění příznaků. Může být použita ke zmírnění akutní nebo chronické bolesti při nemocech jako rakovina, bolesti hlavy, migréna, revmatoidní artritida, osteoartróza a bolesti zad.

Mechanismus pro analgetickou hypnózu byl prokázán v PET studii odhalující významné změny při aktivitě evokující bolest v předním gyru cinguli v souladu s kódováním vnímané nepříjemnosti, zatímco aktivace primární somatosenzorické kůry byla nezměněna. Panel Národního institutu zdraví našel silné důkazy pro použití hypnózy při zmírnění bolesti spojené s rakovinou. Hypnóza je užitečná pro řízení spánku u pacientů s narušeným spánkem, zejména u pacientů s rakovinou.

JAKO MODIFIKÁTOR ALERGICKÉ REAKCE

Hypnotický stav je schopen působit jako přemosťovací funkce v dualismu mezi myslí a tělem. Mnoho studií prokázalo souvislost mezi použitím hypnózy a změněné reakce na alergický podnět nebo na sníženou bronchiální hyperreaktivitu. Existují určité důkazy o vlivu na neurovaskulární složku alergické reakce.

HYPNOANALÝZA

V mnoha případech může hypnoanalýza detekovat skutečnou příčinu onemocnění ležící na podvědomé úrovni a může být použita jako psycho-očistný, tj. odreagovávací, katarzní instrument. Proces hypnózy umožňuje, aby se potlačená příčina/incident dostala do vědomí a aby byla odreagována s následnou úlevou od příznaku.

Tabulka 1. Běžné příklady zdravotních poruch nebo stavů, kdy je hypnoterapie užitečná

Kontraindikací hypnózy (tj. důvodem, proč ji nelze předepsat) je psychóza, zásadní predispozice k závažným psychoneurotickým reakcím nebo antisociální chování.

Kardiovaskulární poruchy: hypertenze, ischemická choroba srdeční, srdeční arytmie, raynaudova nemoc.
Neurologické poruchy: cerebrovaskulární onemocnění, migréna, napětí/silné bolesti hlavy, parkinsonismus, třes, tiky, torticollis (torticollis), „spisovatelské křeče".
Poruchy řeči: koktání, zadrhávání, blefarospasmus, tinnitus, dyslexie.
Gastrointestinální poruchy: peptický vřed, syndrom dráždivého tračníku, ulcerózní kolitida, crohnova nemoc, hyperemesis gravidarum, chemoterapie – indukovaná nevolnost a zvracení.
Respirační poruchy: bronchiální astma, senná rýma, vazomotorická rýma.
Endokrinní a metabolické poruchy: diabetes mellitus, obezita.
Muskuloskeletální poruchy: revmatoidní artritida, osteoartrózy, fibromyalgie.
Genito-močové poruchy: selhání ledvin, psychogenní retence moči, inkontinence, eneuréza, impotence, frigidita.
Poruchy krvácení: hemofilie.
Dermatologické poruchy: ekzém, herpes, neurodermatitida, lupénka, pruritus, bradavice, psychogenní purpura.

PERSPEKTIVY HYPNÓZY

Ve všech odvětvích medicíny jsme dnes svědky oživení zájmu o psychogenní prvky jako příčinné nebo přitěžující faktory onemocnění. Pro pacienta lze dosáhnout mnohého pomocí všeobjímajícího přístupu, který hodnotí nejen somatické části nemoci, ale také základní psychologické faktory nepříznivě ovlivňující jednotlivce. Hypnoterapie v kombinaci s léčivými přípravky může být v této souvislosti účinná.

ODKAZY

Iserson KV. An hypnotic suggestion: review of hypnosis for clinical emergency care. J Emerg Med 2014; 46: 588-96.
Häuser W, Hagl M, Schmierer A, Hansen E. The efficacy, safety and applications of medical hypnosis. Dtsch Arztebl Int 2016; 113: 289-96.
Wortzel J, Spiegel D. Hypnosis in cancer care. Am J Clin Hypn 2017; 60: 4-17.
Samim A, Nugent L, Mehta PK, Shufelt C, Bairey Merz CN. Treatment of angina and microvascular coronary dysfunction. Curr Treat Options Cardiovasc Med 2010; 12: 355-64.
Xu Y, Cardeña E. Hypnosis as an adjunct therapy in the management of diabetes. Int J Clin Exp Hypn 2008; 56: 63-72.
Gay MC. Effectiveness of hypnosis in reducing mild essential hypertension: a one-year follow-up. Int J Clin Exp Hypn 2007; 55: 67-83.
Peters SL, Muir JG, Gibson PR. Review article: gut-directed hypnotherapy in the management of irritable bowel syndrome and inflammatory bowel disease. Aliment Pharmacol Ther 2015; 4: 1104-15.
Faymonville ME, Boly M, Laureys S. Functional neuroanatomy of the hypnotic state. J Physiol Paris 2006; 99: 463-9.
Ezra Y, Gotkine M, Goldman S, Adahan HM, Ben-Hur T. Hypnotic relaxation vs amitriptyline for tension-type headache: let the patient choose. Headache 2012; 52: 785-91.
Zech N, Hansen E, Bernardy K, Häuser W. Efficacy, acceptability and safety of guided imagery/hypnosis in fibromyalgia - A systematic review and meta-analysis of randomized controlled trials. Eur J Pain. 2017; 21: 217-27.

Autor článku: Prof. Rajeev Mohan Kaushik MD, FICP
Překlad: Jiří Mravec
Anglický originál: https://hypnosis.plus/index.php/2020/09/28/hypnotherapy-in-medical-disorders/

ROZHOVORY

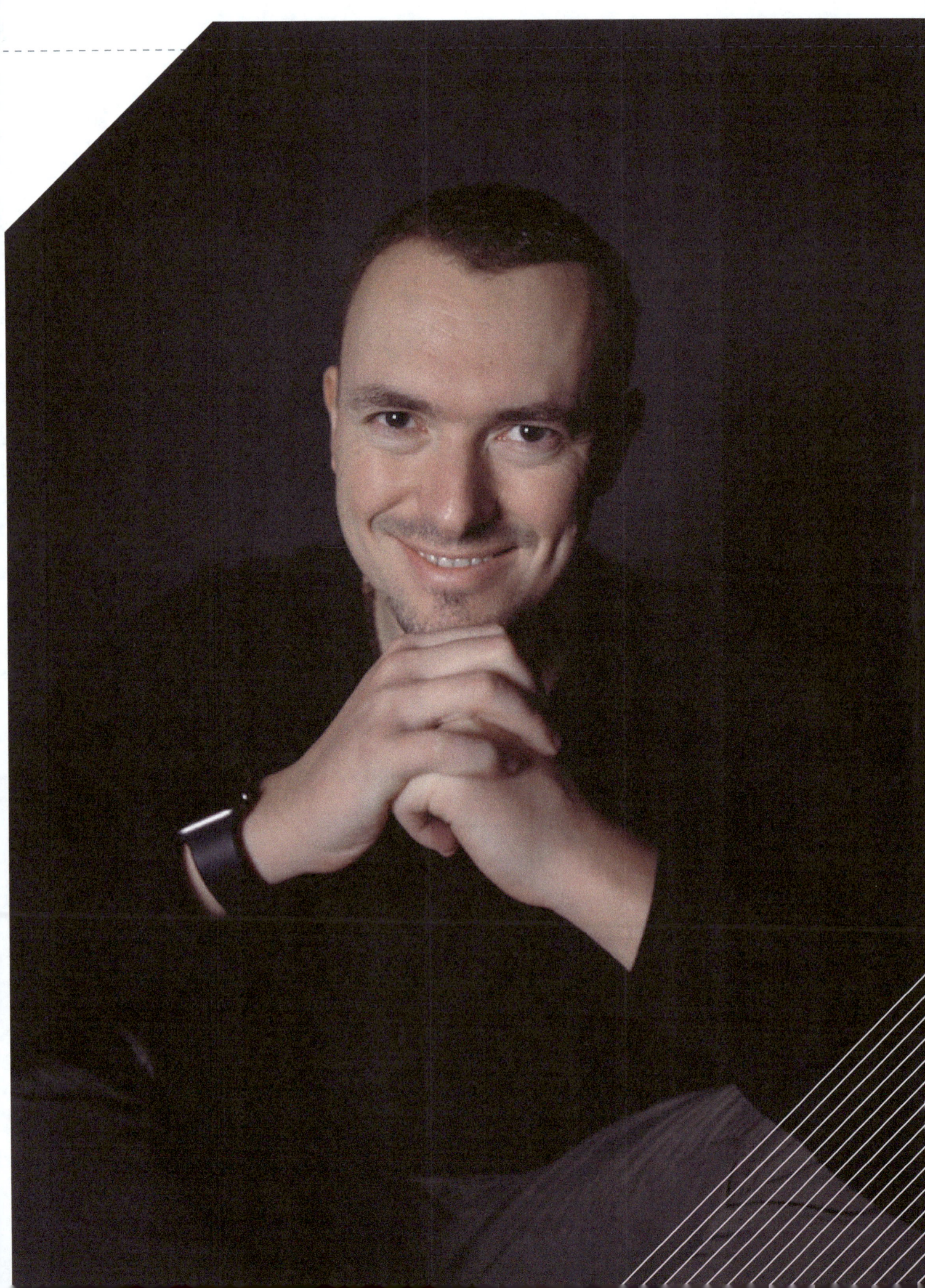

Rozhovor s hypnoterapeutem Petrem Pomajbíkem

Proč jste se začal věnovat hypnoterapii?

Bylo to nenásilně, postupným vývojem od studia sociálního inženýrství (IT), hypnotických fenoménů pro pochopení a využití v IT security. Tam se využívá jak pro obranné mechanismy, tak pro aplikaci testování zranitelnosti firemních sítí, interních procesů a chování zaměstnanců v různých situacích, přes marketing, který jsme jako firma následně zařadili do portfolia. Sám jsem s rozšiřováním znalostí začal více využívat autohypnózy a to jsem v okruhu blízkých přátel předával dál. Po nějakém čase mě na základě doporučení oslovovali další podnikatelé/manažeři, sportovci a já si uvědomil, že mě to naplňuje, že mě to baví, že je to forma relaxu i pro mě. Má žena se mě jednoho večera zeptala, proč to nedělám pro ostatní a veřejně, mohl bych přeci pomoci více lidem. Vlastně tenkrát urychlila tok mých myšlenek tímto nádherným směrem.

Jaká je Vaše specializace, souvisí s ní Vaše osobní zkušenost?

Když se tak zamyslím, možná z podstaty podnikatele, programátora, etického hackera a sportovce, mám rád výzvy a rozmanitosti problémů, které je třeba vyřešit. Z osobní zkušenosti vím, co je to ukrutná nebo dlouho trvající bolest a jak se cítí sportovec, manažer, zaměstnanec, student při nedostatečných výsledcích. Rád pracuji se sportovci i s ostatními na dosahování lepších výsledků, či překlenutí různých fyzických obtíží a navrácení do správné mentální a fyzické formy.

Může práce v IT vést k povolání hypnoteapeuta nebo byla jiná okolnost, která Vás ovlivnila?

Vím, že to může znít pro někoho až hrozně, ale v mém IT oboru spatřuji podobnost. Principy myšlení „kreativního programátora" nebo etického hackera a hypnoterapeuta jsou velice podobné. Jen svět kyberie a náš biologický se liší svou formou existence. Prolnutí obou světů v dnešní době je již úzké a do budoucna se stane ještě těsnější. Prožívat a používat IT terapeutickým způsobem můžeme již nyní například formou VR. Hypnotických fenoménů využívá/zneužívá cela řada komunikačních kanálů od jednoduchých programů, her po sofistikované marketingové postupy... Ale to už jsem utekl dál od dotazu. Stejně tak jako se dá změnit chování nebo výsledek pomocí technologií, stejně tak může hypnoterapet přeprogramovat nebo upravit „programy" svých klientu pro jejich lepší život.

Jak využíváte hypnózy ve svém každodenním životě?

Často! Ať je to ke zklidnění toku myšlenek, nalezení správného pohledu, ale hlavně vizualizace mi pomáhají zvládat a řešit komplikované situace, ať již pracovní, tak terapeutické. Mám rád tuto formu transu.

Jak vnímáte současné postavení hypnoterapie v České republice? Je něco, co by se podle Vás mělo změnit?

Možná by to vystihlo jedno slovo – zádumčivě. Aktuálně naši profesi mohou vykonávat pouze ti, kteří mají komplexní vysokoškolské vzdělání v psychologii s akreditovaným psychoterapeutickým výcvikem. Je celá řada profesí, které dokáží na člověku napáchat obrovské škody, a to jak fyzické, tak s tím spojené mentální a obráceně. Tyto profese přesto mohou po relativně jednoduchých školeních provádět lidé se základním nebo středoškolským vzděláním. Hypnoterapie, ať je podpůrná, nebo samostatná, a to ať už slouží k čemukoliv, mi nepřijde více nebezpečná, aby byla dosavadním systémem takto omezena. Změnit by se měl pohled na toto odvětví, nastavit mu rozumný řád, více se otevřít.

Jaká témata se nejčastěji objevují ve Vaší práci hypnoterapeuta během období pandemie?

V mém okruhu klientů nedochází k nějakému zlomu, ale je evidentní, že se do života lidí začíná vkrádat nejistota více než např. v letech minulých.

Co Vás nejvíce naplňuje ve Vaší práci hypnoterapeuta?

Asi bych se hodně rozpovídal a začal od úvodního setkání. Mám to v tomto pohledu velice komplexní. Ale je to samozřejmě společná výhra, je úžasné pozorovat klienty, jak dosahují své změny, někteří doslova jako by rozkvétali. Když přijde nový klient s pozitivní referencí, některé potkám, pohovořím s nimi a vidím změny v jejich životě. Tak to je pro mě ta největší odměna, pocit, takové to správné naplnění.

Máte nějakou vizi, která by mohla čtenáře inspirovat, ať už jde o pracovní, nebo osobní život?

Nehledejte komplikace, cokoliv rozumného si člověk může přát, toho může dosáhnout.

Jako hypnoterapeut, co byste doporučil čtenářům, aby mohli lépe zvládat stávající podmínky související s pandemií?

Vždy apeluji na zdravý rozum, kritické myšlení, nenechat se přehltit informacemi a dostatek pohybu, ať je v jakékoliv formě. Buďte nyní více ve spojení s lidmi, které opravdu máte rádi a s kterými se můžete i zasmát.

Co Vás nejvíce inspirovalo za poslední týden?

Když nad tou otázkou tak přemýšlím, v posledních týdnech jsem díky pandemii v dosti časově napjatém rozvrhu a inspirátorem mi bývá naše pitbulka, která má jednoduchá pravidla. Důležité je mít tu radost. Nalezne ji vždy velice rychle a v jakékoliv situaci. Pohled zvířat by nás měl často inspirovat k zamyšlení.

Chtěl byste dodat něco na závěr?

Nezapomínejte na radosti i z maličkostí a úsměvy. :)

HYPNOTERAPIE

NOVÝ MODEL HYPNOTERAPIE V ČR

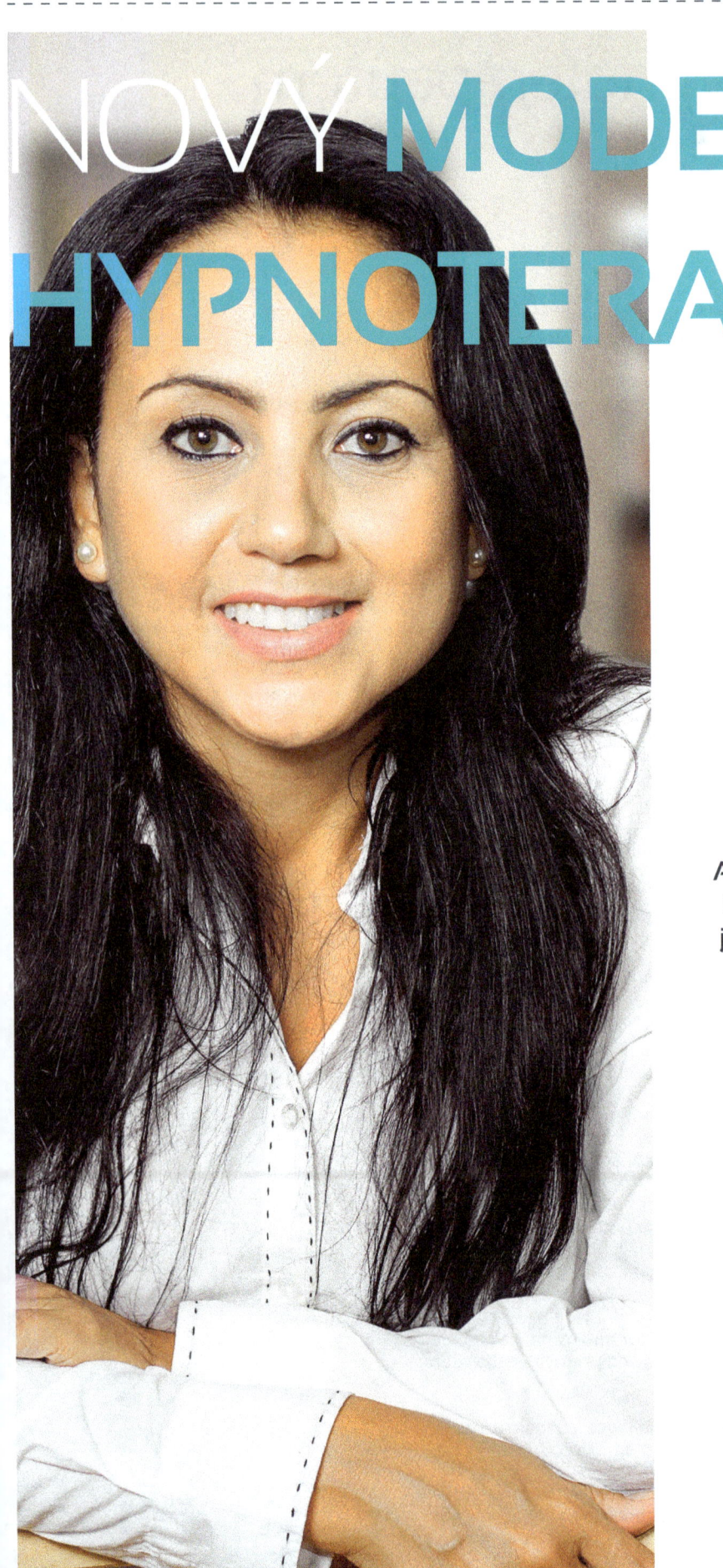

> Autor: Jakub Tencl, Ph.D.   > e: info@hypnoza.eu

Aby bylo možné pochopit navrhovaný model hypnoterapie v České republice, je třeba nejprve vyjasnit některé základní pojmy a principy.

HYPNOTERAPIE

Co je hypnoterapie?

Hypnoterapie je název psychoterapeutické modality, která využívá hypnózu jako pomoc při práci s různými specifickými příznaky nebo stavy. Hypnotický stav se vyznačuje stavem bdělého vědomí, v němž lidé zažívají oddělenou vnější pozornost a zaměření na vnitřní zážitky.

Proč se nejedná o léčbu, role hypnoterapie.

Léčba je souhrnný název pro soubor opatření prováděných s cílem ovlivnit průběh onemocnění. Nemoc je stav, při kterém je na základě působení vnitřních nebo vnějších okolností změněna nebo narušena funkce jednoho nebo více orgánů. Lékař je státem uznáván ve smyslu diagnostiky a léčby nemocí. Psycholog je odborník vyškolený k diagnostice a léčbě emocionálních a duševních poruch. Hypnoterapie se zabývá tím, co nespadá do působnosti lékaře ani psychologa, specializuje se například na hubnutí, odvykání kouření, nespavost a další.

Rozdíl mezi hypnoterapií a hypnózou

Rozdíl spočívá v tom, že hypnóza je definována jako stav mysli, zatímco hypnoterapie je název psychoterapeutické modality, ve které se hypnóza používá.

Kdo může podle stávajícího nastavení praktikovat hypnoterapii pro veřejnost.

Podle zákona č. 455/1991 Sbírky, o živnostenském podnikání, může hypnoterapii praktikovat pouze ten, kdo má vysokoškolské vzdělání v oboru psychologie a akreditovaný psychoterapeutický výcvik.

Jaké další disciplíny kromě hypnoterapie spadají pod psychoterapii?

Je třeba zdůraznit, že hypnoterapie je součástí psychoterapie stejně jako mnoho dalších modalit, například behaviorální nebo kognitivní nebo humanistická terapie.

Hypnóza je samostatnou formou terapie.

Evropská asociace pro psychoterapii uvádí, že hypnóza by neměla být stažena z veřejné domény, ať už jde o výcvik, nebo její dostupnost jako terapie. Zároveň dodává, že hypnóza může stát samostatně jako forma terapie nebo jako doplněk k jakémukoliv jinému povolání, neměla by však být uzurpována žádnou jinou profesí.

Co je součástí navrhovaného modelu hypnoterapie?

Je třeba, aby hypnoterapie byla praktikována komplementárně jako samostatná specializace, která splňuje minimální standardy ve vzdělání a kompetence hypnoterapeuta. Role hypnoterapeuta je komplementární ve smyslu, že terapeutický proces řídí psycholog nebo psychiatr, který postupuje pacienta hypnoterapeutovi za konkrétním účelem.

Například pacient má diagnostikovanou úzkostnou generalizovanou poruchu. Mezitím, co s ním psycholog pracuje, se může objevit nespavost nebo přejídání, to může být v kompetenci hypnoterapeuta, který je vyškolený s těmito vedlejšími problémy pracovat.

Psychoterapeutický proces může tak postupovat efektivněji, aniž by vedlejší problém ovlivnil jeho vývoj.

Proč je třeba nastavit hypnoterapii jako samostatný komplementární obor?

Pokud vezmeme v úvahu, že je možné rozdělit psychoterapeutickou praxi na multimodální nebo konkrétní, tak zjistíme, že není možné jednu modalitu použít ve všech případech, nicméně předpokladem je, že specializace v konkrétní modalitě může zefektivnit terapeutický proces, neboť znalosti a zkušenosti často bývají hlubší.

Nejedná se o vyloučení ze skupiny psychoterapie, jde o technicky jiný proces, kterým klient prochází.

Pokud byste teď chtěli zdůraznit, že hypnoterapie je modalitou, která patří do skupiny psychoterapie, pak máte pravdu. Nicméně nový model hypnoterapie se liší od současného tím, že se jedná o technicky jiný průběh, kterým pacient prochází. Místo, aby hypnóza byla aplikována psychoterapeutem, je provedena hypnoterapeutem. Jakmile hypnoterapeut pomůže dosáhnout stanoveného cíle, psychoterapeut poté pokračuje ve své práci, někdy i souběžně.

Jaké existují regulační nástroje pro zajištění bezpečnosti veřejnosti?

V tuto chvíli hypnoterapie není v České republice regulovaným oborem. Nicméně existují nástroje, které pomáhají zajišťovat bezpečnou praxi hypnoterapeutů pro veřejnost. Mezi ně patří spolky jako Český spolek hypnoterapeutů nebo Britská asociace terapeutů a hypnoterapeutů. Existuje i etický kodex a standardy ve vzdělávání a kompetence hypnoterapeuta. Kromě toho existuje i etický kodex pro supervizory v hypnoterapii.

Hypnoterapie jako samostatná činnost v živnostenském zákoně.

Navrhujeme, aby v zákoně č. 455/1991, §25, příloha 4, byla uvedena živnost volná: „Poskytování hypnoterapeutických služeb", která je definována těmito kritérii:

Indukuje hypnózu v klientovi s cílem posílit motivaci nebo změny vzorce chování.
Pomocí konzultace motivuje klienta, aby určil povahu problému.
Připravuje klienta na hypnózu tím, že mu vysvětlí, jak hypnóza funguje a co během ní klient zažije.
Testuje subjekt k určení stupně fyzické a emocionální sugestibility.
Indukuje hypnózu v klientovi pomocí individuálních metod a postupů založených na interpretaci výsledků testů a analýzy problému klienta.
Může trénovat klienta v používání autohypnózy.

Pomoc vytíženému systému zdravotnictví

Specializace v psychoterapeutické modalitě, jako je hypnoterapie, může pomoci usnadnit práci psychologů a psychoterapeutů, kteří někdy mohou být pracovně přetíženi.

Postupování pacienta.

Nový model hypnoterapie také navrhuje, aby se zavedlo postupování pacienta dalším specialistům v soukromé praxi.

Pacient versus klient.

Označení pacient je běžné ve zdravotnictví. Vzhledem k tomu, že hypnoterapie není součástí zdravotnictví, používá se označení klient.

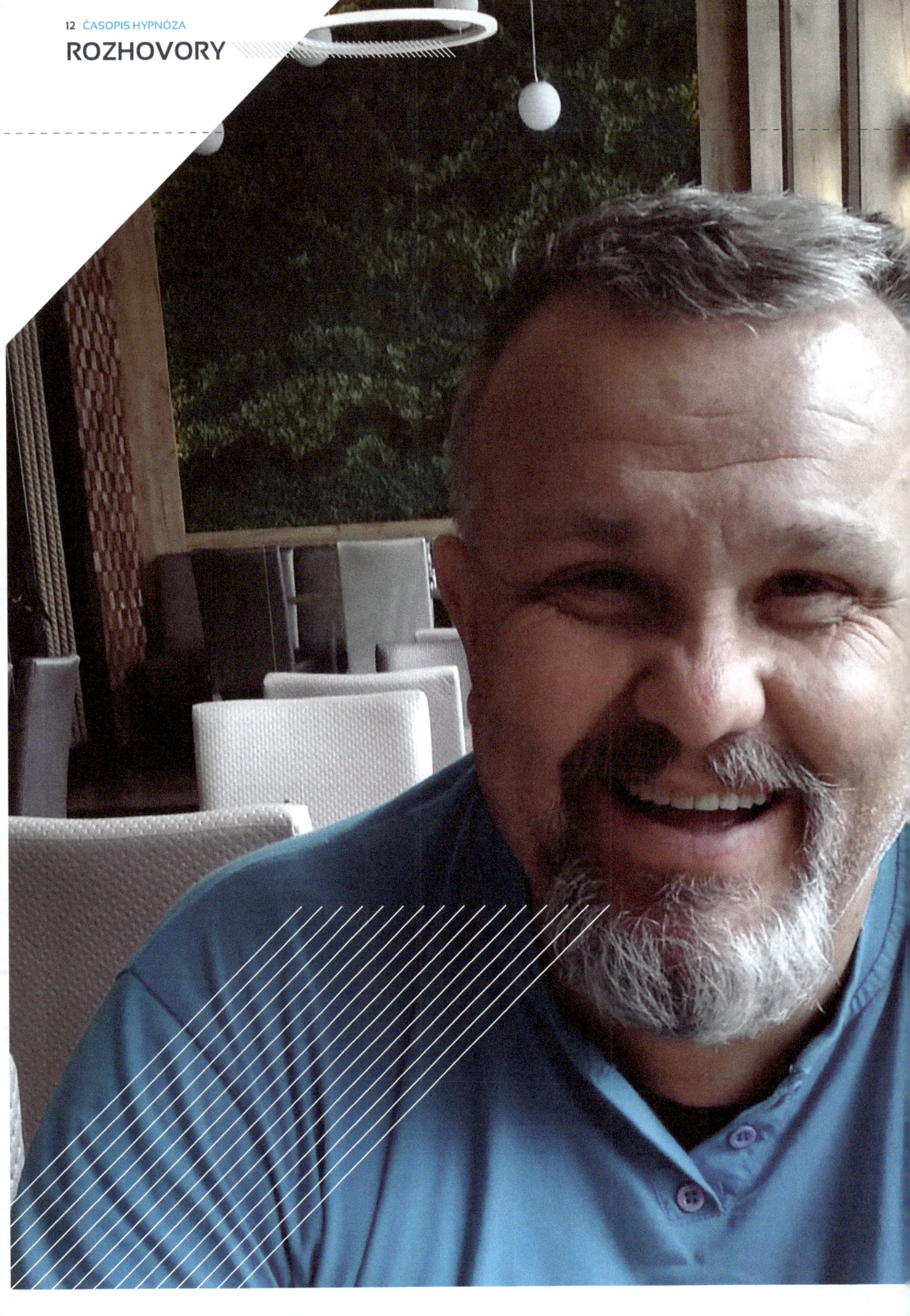

ROZHOVOR S HYPNOTERAPEUTEM

Mgr. Petrem Hammerlindlem

Můžete říci, co vás vedlo k tomu, že jste se začal věnovat hypnoterapii?

S hypnoterapií jsem se poprvé setkal při studiu jednooborové psychologie na Palackého univerzitě v Olomouci. V rámci předmětu Psychoterapie, který nám přednášel prof. PhDr. Stanislav Kratochvíl, CSc. jsem měl možnost se poprvé seznámit s teorií hypnózy. Pan profesor nám také prakticky ukázal skupinovou a individuální indukci hypnózy. Tato osobní zkušenost a následné rozhovory se spolužáky byly prvním impulzem k úvahám o využití hypnózy v mé pozdější praxi.

Na kterou oblast v hypnoterapii se specializujete?

Vzhledem k tomu, že pracuji jako poradenský psycholog s vlastní praxí a zároveň spolupracuji s organizacemi působícími v sociálních službách, zabývám se širokým spektrem obtíží, se kterými za mnou klienti přicházejí. Zde velkou skupinu tvoří psychické a psychosomatické obtíže (zejména stavy vyvolané dlouhodobým působením stresu a obav, dlouhodobým neřešením problémů a jejich odsouváním, obtíže vznikající ve vztazích, obtíže vyplývající z dětství apod.). Velmi často využívám hypnózu při různých fóbiích, poruchách spánku nebo při problémech s pamětí.

pokračování na další stránce

ROZHOVORY

Může hypnoterapie pomoci obětem šikany? Pokud ano, tak jak?

Hypnoterapii lze společně s ostatními oblastmi a technikami psychoterapie úspěšně využít i při práci s lidmi, kteří se stali obětí šikany. V tomto případě je zejména důležité posilovat vlastní sebedůvěru, která může následně přispět k řešení problémů ve vztazích. Zde považuji za velmi důležité říci, že hypnoterapii vnímám jako součást celkové péče o klienta.

Jak může hypnoterapie pomoci při ztrátě blízkého člověka?

V této oblasti, kterou lze nazvat „doprovázení při truchlení", lze hypnoterapii také využít. Tuto oblast však vnímám šířeji, než je pouze ztráta blízkého člověka. Lze sem zahrnout obecně všechny ztráty, ke kterým dochází v průběhu života a doprovází je truchlení. V první řadě lze využít relaxační a relaxačně zklidňující účinky hypnózy.

V případě, kdy má například truchlící pocit, že se se zemřelým nerozloučil, nebo mu neřekl něco důležitého, lze v rámci hypnotického transu pomocí sugescí získaných na základě rozhovoru s klientem vytvořit známé prostředí s člověkem, který zemřel. Klient má tímto způsobem možnost se rozloučit, říci něco, co mu již nestihl sdělit, nebo se na něco zeptat. Nejedná se zde o žádné „vyvolávání duchů", ale pouze o setkání v rámci transu a představ člověka. Tato setkání jsou většinou provázená silnými emocemi.

Velmi zajímavé jsou také následné rozhovory s klienty o tom, jak situaci prožívali. Velmi často si klient vybaví detaily, které by při běžném vzpomínání neměl. Jedná se například o velmi detailní vnímání prostředí, barev, vůní a tvarů. Tato setkání mohou uvolnit emoce a následně může dojít k celkovému zklidnění a někdy i smíření.

Je vaše pomoc lidem motivována osobní zkušeností? Pokud ano, můžete sdílet svůj příběh?

Tato otázka je velmi osobní a zajímavá. Všeobecně se tvrdí (a kolegové mi jistě prominou), že většina lidí, kteří se rozhodnou studovat psychologii a pomáhat ostatním lidem, chce pomoci hlavně sama sobě. Je to asi i tím, že život sám o sobě není lehký a většina lidí má kromě pozitivních zážitků a zkušeností i více nebo méně těch opačných. Sám vím, že osobní zkušenost je velmi silná a dokáže člověka provázet celý život.

O jednu se s vámi podělím. Moje maminka zemřela velmi brzy, v době mého dospívání. Velmi dobře si pamatuji okamžiky v době truchlení po její smrti, kdy se se mnou jako s dítětem nikdo o jejím odchodu nebavil, protože dospělí lidé okolo mne měli sami svých problémů, starostí a myšlenek okolo smrti manželky, dcery nebo sestry dost. Sám vím velmi dobře, že některé myšlenky a otázky mne doprovázejí celý život. I proto velmi silně vnímám, když se v mé praxi objeví podobný příběh. V těchto případech chci být právě dětem k dispozici a alespoň trochu pomoci s jejich prožíváním ztráty tak blízkého člověka, jako je jeden z rodičů.

Máte zkušenost s tím, že hypnóza pomohla se strachem ze smrti?

Tato otázka je velmi těžká. Myslím si, že strach ze smrti z velké části ovlivňuje to, jak jsme v životě sami se sebou identifikováni, na spokojenosti s tím, jak žijeme, na spokojenosti nás se sebou samými, co se nám daří a jak je náš život naplněný nebo naopak.

Otázka smrti se velmi často objevuje i v mé praxi supervizora v domovech seniorů. Je to časté téma u pracovníků, kteří o seniory pečují a kteří je mnohdy i doprovázejí v okamžicích úmrtí. Je to ale také na druhé straně téma, které nechceme vidět a které je odsouváno na okraj zájmu společnosti.

Přímou zkušenost s tím, že by hypnóza pomohla se strachem ze smrti, nemám. Ale staří lidé se velmi často potýkají s pocity osamělosti, zoufalství nebo smutku. A v těchto případech hypnózu s úspěchem využívám. Opět je zde velmi důležité propojení hypnózy s ostatními psychoterapeutickými technikami a dovednostmi. Úplně na vrcholu je však pokora, úcta k lidem a jejich zkušenosti, vytvoření prostředí důvěry a přijímání jinakostí a odlišností.

Používáte autohypnózu ve svém každodenním životě?

Při svém pracovním vytížení využívám velmi často krátké transové stavy k ukotvení sama sebe v přítomném okamžiku, zvládání času a pro celkovou relaxaci a zklidnění. Techniky autohypnózy využívám také před usnutím společně s autosugescemi a stejně se snažím využít i ranní dobu před procitnutím k sugescím pro příjemný den a pozitivní naladění.

Máte nějakou vizi do budoucna, ať jde o pracovní, či osobní život?

Moji vizí je být pánem svého času bez jakékoliv závislosti na vnějších okolnostech, což se mi snad pomalu a postupně daří.

Jakou roli má podle vás hypnoterapie v České republice a pokud je nezbytné, je třeba tuto roli změnit? Jak?

Velmi často se setkávám s tím, že se lidé hypnózy a všeho okolo ní bojí nebo hypnóze nedůvěřují. Mnohdy až teprve po osobní zkušenosti s uvedením do hypnózy a prožitím transu tyto obavy mizí. Jsem přesvědčen a mé zkušenosti to potvrzují, že hypnóza je přirozená a bezpečná technika, která pomáhá lidem s velkým množstvím problémů. Hypnoterapeut není žádný kouzelník a než se dostane s klientem k hypnóze, odpoví na všechny jeho otázky směřované k hypnóze i ohledně případných obav. Myslím si, že je potřeba zvýšit obecné povědomí a osvětu o hypnóze.

Jak hypnóza může obohatit každodenní život?

Odpověď na tuto otázku není jednoduchá. Podle mých zkušeností jsou lidé, kteří mohou využívat a využívají přínosy hypnózy, případně autohypnózy, v každodenním životě. Někdo využije hypnózu k prosté relaxaci a regeneraci sil, někdo ji využije pro vlastní seberozvoj a sebezdokonalení a někdo k tomu, aby překonal životní obtíže a problémy. Na druhé straně budou lidé, kteří hypnózu budou odmítat, stejně jako například relaxaci, budou mít odmítavý postoj k práci na sobě a hypnóza jim nic nebude přinášet. Je to jako s mnoha dalšími zájmy, koníčky, možnostmi a technikami práce na sobě apod. Důležité jsou zde soustavnost, trpělivost, ochota na sobě pracovat, něco změnit, něco prožít, sdílet.

Chtěl byste dodat něco na závěr?

Závěrem bych pouze dodal, že jsem rád, jakým směrem se můj osobní a profesní život ubírá a že každé nové setkání a příležitost mne posouvá a obohacuje.

Hypnotické skripty: Třetí rozšířené vydání

Již třetí rozšířené vydání knihy obsahující soubor skriptů, které jsou určené pro hypnoterapeuty k použití pro své klienty. Tyto skripty byly aplikovány v praxi s pozitivním výsledkem.

Počet stran 110
ISBN-10 : 1648717640
ISBN-13 : 978-1648717642
Rozměry: 14.81 x 0.58 x 21.01 cm
Vydavatel: Hypnotherapy - Dr. Jakub Tencl, MHS(Acc)
Autoři: Jakub Tencl Ph.D., Bc. Radka Hornek CHt., Petr Pmajbík
Kniha je k dispozici na https://www.amazon.co.uk/Hypnotické-skripty-Třetí-rozšířené-vydání/dp/1648717640

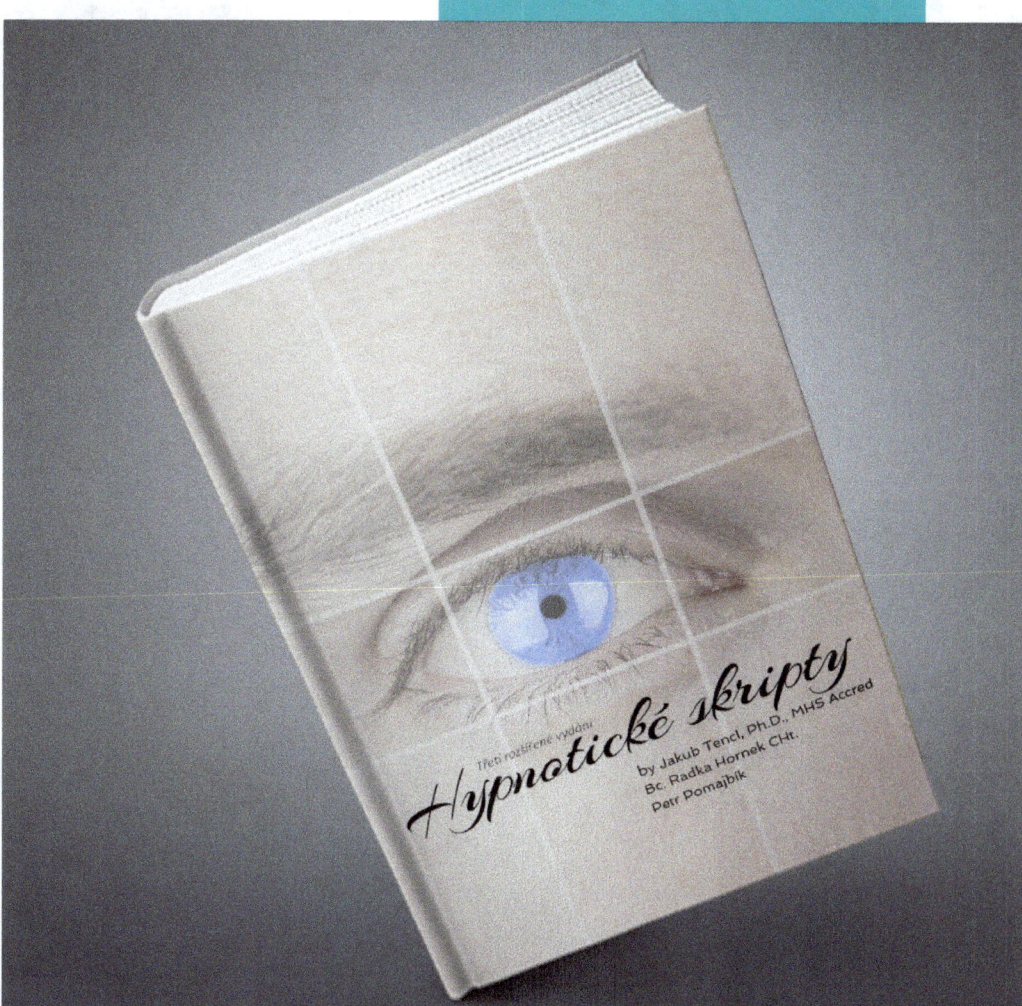

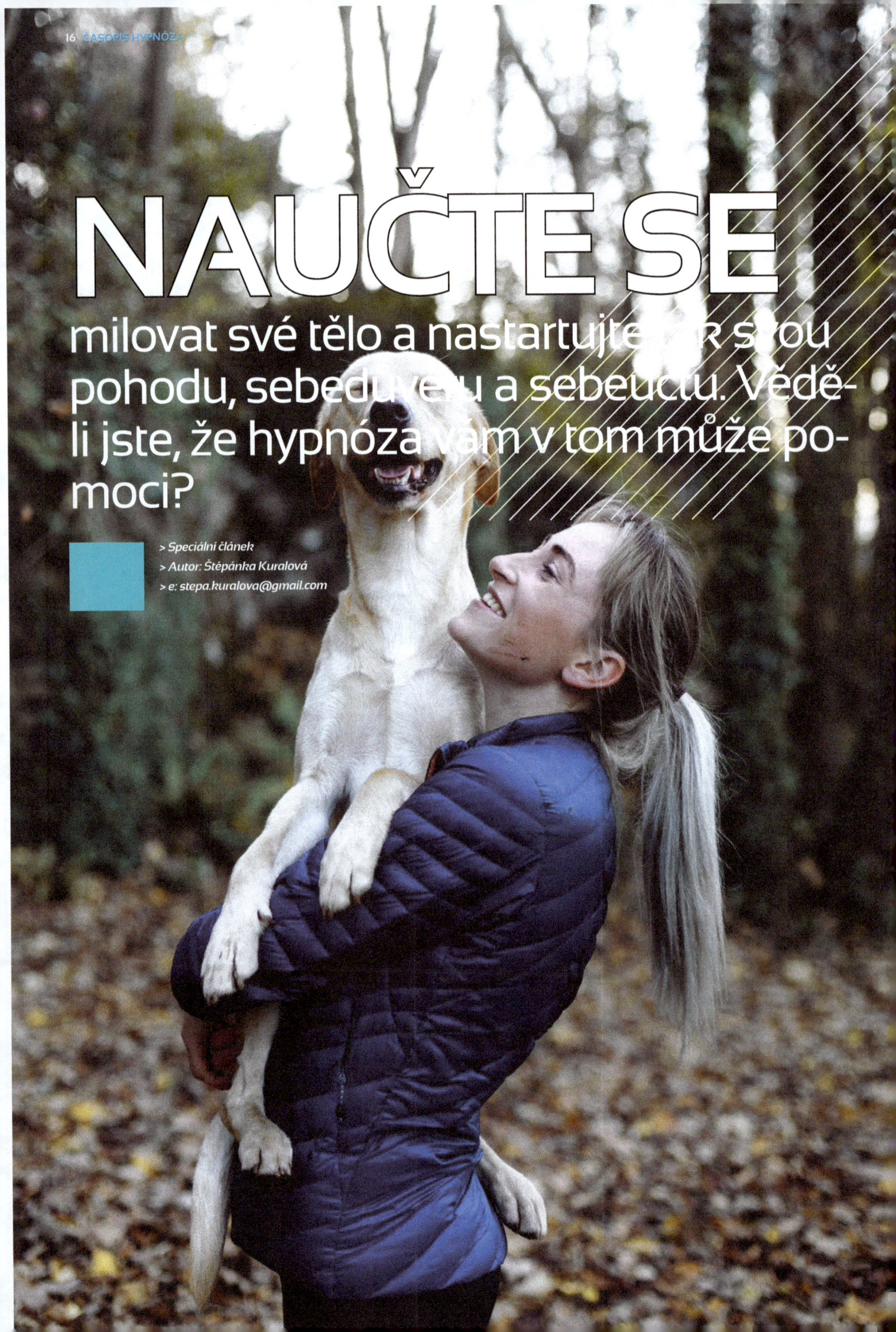

NAUČTE SE

milovat své tělo a nastartujte tak svou pohodu, sebedůvěru a sebeúctu. Věděli jste, že hypnóza vám v tom může pomoci?

> Speciální článek
> Autor: Štěpánka Kuralová
> e: stepa.kuralova@gmail.com

To, jak se cítíte ve svém těle, ovlivňuje mnoho aspektů vašeho života; vaši sebedůvěru, sebeúctu, hranice, jež máte s ostatními lidmi, a také vaše duševní a fyzické zdraví. Váš vztah s vaším tělem je tím nejdůležitějším vztahem ve vašem životě. Proč? Protože v tomto vztahu a ve svém těle jste, dokud vás smrt nerozdělí. Nenávidět nebo nemít rád své tělo vám může opravdu bránit žít svůj život naplno.

Máte ustavičné starosti o své tělo a jeho nedokonalosti? Máte problémy se sebedůvěrou? Cítíte se „špatně" ve vašem vlastním těle? Nebo jste neustále rozpačití a zaujatí tím, co máte na sobě? Ubližujete si kvůli tomu, jak vypadáte? Pokud jste si na kteroukoli z těchto otázek odpověděli ano, pak je tento článek napsaný právě pro vás.

Milovat sám sebe je báječná věc a obohacuje to naši životní zkušenost a prožitek, ale jak toho můžeme dosáhnout? Dal jsem pro vás dohromady 4 užitečné nástroje, jak na to, takže můžete proměnit svůj vztah sami se sebou již dnes.

Milující? Nenávidějící? Přijímající!

Pro některé lidi se může zdát, že milovat své vlastní tělo je vzdálený a obtížný cíl, dokonce i jen snaha o to. Pokud je toto váš případ, pojďme tedy naladit tento článek spíše na notu přijetí vlastního těla. Přijetí „neutrality těla" může být realističtější a je to cesta k tomu přijmout se a mít se rádi takoví, jací jste.

„Nakrmte" vaši mysl, aby milovala vaše tělo

Vyrostli jsme v kultuře „diet" a jsme neustále vystaveni produktům či službám, které potřebujeme, abychom byli lepší a atraktivnější. Reklamy v nás vyvolávají pocit, že potřebujeme určité věci, abychom se cítili naplnění, a vytvářejí představu o tom, jak by tělo mělo vypadat – čímž to tuto představu vnukají naší mysli.

Když konzumujete média, jste svým způsobem „mimo svou zónu" a jste otevřeni prezentovaným návrhům a sugescím ve formě obrázků a slov. Tyto návrhy mohou vstoupit do vašeho podvědomí. Je to skoro jako forma hypnózy, avšak může fungovat proti vám. Proto si dvakrát rozmyslete, než se rozhodnete konzumovat různá média. Pamatujte, že z vašeho života můžete odstranit jakýkoli obsah, který spouští srovnávání s druhými nebo u vás vyvolává pocit, že vaše tělo není dost dobré.

Změňte vaše myšlenky a přesvědčení o vašem těle

Jak často přemýšlíte o svém těle v negativním světle? Jak často jej kritizujete? Vaše myšlenky a slova formují způsob, jakým žijete váš život a jak se každý den cítíte. Vaše myšlenky mohou být vaším největším nepřítelem nebo vaším největším spojencem. Výběr je jen na vás. Pokud si přejete vyléčit váš vztah s vaším tělem a tím i zlepšit vaši celkovou pohodu, změna vašich myšlenek je naprosto nezbytná.

Nicméně překonání negativních myšlenek může být skutečnou výzvou. Sebekritické myšlenky mohou být v naší mysli automatické a hluboce zakořeněné. Možná, že se jen podíváte do zrcadla – a bum! – vnitřní kritik vám řekne, že to, co vidíte, je ošklivé. Stává se to automaticky, aniž o tom vůbec vědomě přemýšlíte.

Ale co kdyby bylo možné tyto myšlenky utišit, nebo ještě lépe: úplně odstranit? Co kdybyste mohli získat zpět kontrolu nad svým vnitřním hlasem a znovu ho naučit, aby byl více podporující, pozitivnější a užitečnější? Zde vstupuje do hry hypnóza. Využitím hypnoterapie můžete získat přístup k těmto podvědomým, automatickým myšlenkám a prostřednictvím síly sugesce je můžete „vyhodit" a změnit.

Hypnóza je mocným nástrojem k zacílení na příčiny nízké sebedůvěry. Může vám pomoci zabránit opakování těch negativních, příliš kritických myšlenek, takže se budete cítit silnější. Hypnoterapie je také skvělým způsobem, jak tuto pozitivní změnu učinit rychle, neboť hypnóza pracuje s podvědomou částí mysli, čímž zajistí, že tyto změny jsou dlouhodobé.

Uzdravte svou minulost a uvědomte si své negativní příběhy

Možná jste ve svém životě zažili situaci, která vedla k tomu, že jste se za své tělo styděli. Tím, že vědomě věnujete pozornost těmto příběhům z minulosti, se můžete vyléčit a změnit způsob, jakým o sobě přemýšlíte a jak se cítíte. Začněte tím, že se sami sebe zeptáte: „Které zážitky v mém životě vedly k tomu, že jsem se styděl/a za své tělo nebo jsem se necítil/a dost dobrý/á?" Vezměte si deník nebo list papíru a zapište si, co vás napadne. Pokud je vám to příliš nepříjemné, zapište si to do počítače. Jakmile si to napíšete, představte si, že mluvíte k mladší verzi sebe sama z toho momentu, kdy jste zažili tento „příběh hanby", a dejte jí nebo jemu vědět, že to není jejich chyba. Co jí nebo jemu můžete říct, aby lépe porozuměli dané situaci? Existují nějaká jemná a milující slova, která vaše mladší verze potřebuje slyšet? Jedná se o velmi léčivé cvičení a jeho hlavním účelem je poskytnout vašemu mladšímu já tu podporu, kterou potřebovalo, a dokázat mu, že pocit studu je špatný.

Použijte sebe-soucit & sebe-péči k milování vašeho těla

Nebuďte na své tělo tak přísní. Ano, naše fyzická těla mají svá omezení, ale také nám umožňují zažít spoustu úžasných a příjemných aktivit. Tělo je zázrak na dvou nohách. Je to o jeho přijetí a změně vašeho pohledu na něj.

Nesnášíte, že vaše tělo už není tak pevné, jako když vám bylo dvacet? Ztrácíte trpělivost s vlastním tělem a tím, jak se mění? Je to všechno o poznání, že jsme cyklické bytosti. Není nám souzeno být stejní déle než daný konkrétní okamžik. Podívejte se na svět kolem sebe, je to cyklický svět. Příroda se vždy mění a my také. Máme zde 24hodinový cyklus Slunce a rytmický cyklus každého ročního období, volně přecházejícího do toho dalšího. Lidská těla jsou ve stavu neustálé změny. Takže místo toho, abyste nenáviděli, že se vaše tělo mění a je nedokonalé, přijměte skutečnost, že vám umožňuje zažít dobrodružství a potěšení ze života.

Procvičte si sebe-soucit tím, že prostě jen budete laskaví ke svému tělu, stejně jako byste byli k dobrému příteli. Čím víc to budete cvičit, tím to bude snazší. Dalším skvělým způsobem, jak se můžete propojit se svým tělem skrze sebe-soucit, je sebe-péče. Ta vám pomůže nejen přijmout vaše tělo, ale budete také více dbát na to, jak s ním mluvit a léčit jej. Jste připraveni zlepšit svůj vztah se svým tělem? Který nástroj se vám nejvíce zamlouvá? Dejte nám vědět v komentářích níže.

Z časopisu Hypnosis Plus přeložil Jiří Mravec

> „Vaše myšlenky a slova formují způsob, jakým žijete váš život a jak se každý den cítíte."

ROZHOVORY

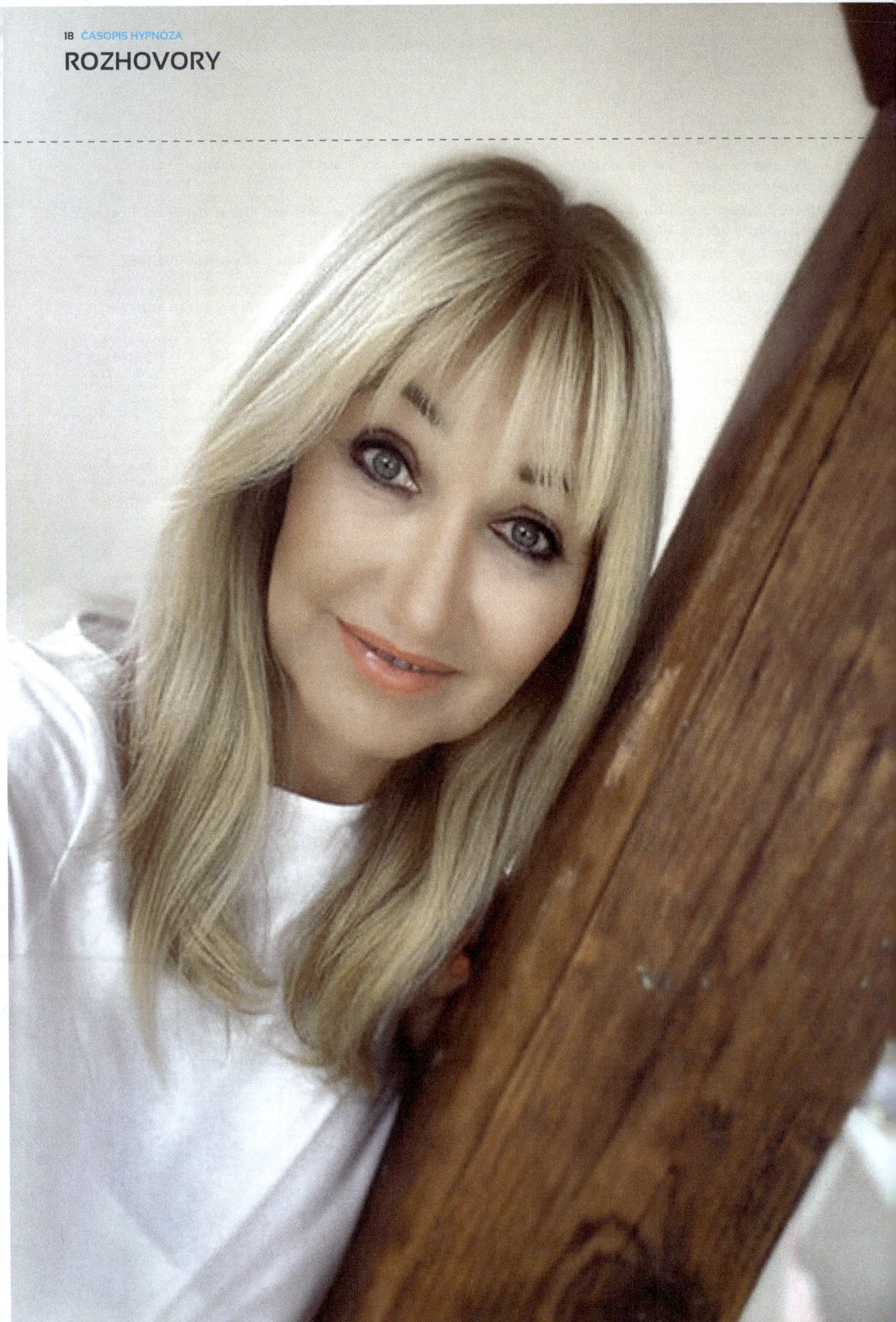

ROZHOVORY

ROZHOVOR S HYPNOTERAPEUTKOU
BC. RADKOU HORNEK C.HT.

Radka Hornek se kromě hypnoterapie zabývá také psychosociálním poradenstvím. Mezi její specializace patří léčba tinnitu. Radka píše na svých stránkách:

"Osobní rozvoj není jen způsob řešení problémů ve vašem životě, je to způsob růstu. Je to vaše cesta k lepšímu životu, stát se vylepšenou verzí sebe sama."

Následující rozhovor je přepisem záznamu pro internetové radio.

Existují životní události, které vám pomohly najít Vaši cestu?

Dobrý den, určitě. Nevím, jestli mi zrovna pomohly nalézt moji životní cestu, ale i milníky, ty důležité životní události, mě někam posunuly. Byly to tak zásadní životní události, které mě potkaly, že opravdu velice tu cestu změnily.

A o jaké životní události se jedná, můžete říct nějaký pěkný příklad?

Jo, jo, určitě. Tou velikou životní událostí bylo, když se mi před 9 lety narodila moje dcera s handicapem. S handicapem Downova syndromu. Tak to byla opravdu událost, která zasáhla nejen mě, ale taky samozřejmě všechny ty mé nejbližší a vůbec všechny přátele. A docela silně zasáhla do našeho života, protože to byla událost, kterou jsme nečekali. Takže jsme byli postaveni před hotovou věc. Já jako matka jsem to prožívala velmi, velmi silně, což je pochopitelné. No a nedokázala jsem se s tím dlouho smířit, takže vlastně jsem procházela nějaký čas, nějakou dobu tou událostí a strašně moc jsem se trápila. A musím říct, že jsem si myslela v tu chvíli, že, že ten můj život skončil, že už v životě nikdy nebudu šťastná, protože jsem to vnímala jako něco strašného. Že snad nic horšího nemůže být, protože když vám člověk zemře, když přijdete o nějakého blízkého člověka, tak je to strašně špatné. Je to prostě nepříjemné, ale smíříte se s tím, že něco skončilo, že něco prostě proběhlo a rozloučíte se s ním. Ale když máte postižené dítě, nevíte v tu chvíli, jaká budoucnost na vás čeká. A vůbec jako neznáte... Nevíte v tu chvíli, jaký rozsah toho postižení má, natolik, aby... Jak ovlivní váš život. Tak je to opravdu strašně zásadní. Takže já jsem se strašně moc dlouho trápila právě. Nebralo to konce a čím dál víc to ovlivňovalo rodinu a vlastně i moji dceru. Vlastně až do chvíle, kdy jsem si řekla: Takhle už to prostě dál nejde. Ale jako jestliže to nezměníte zvenku, jestliže vám opravdu nikdo nepomůže a prostě chromozom, který tam je navíc, nezmizí, tak musíte začít někde u sebe. A je to v tom, že změníte ten přístup. Přístup k tomu, jak to vnímáte, protože to neustálé trápení, které prožíváte... Já jsem člověk optimistický, tak jako nechcete ho zažívat... Chcete, aby už jednou přišlo nějaké vysvobození. Takže když změníte přístup a ten přístup, to je prostě to, že to přijmete, přijmete to, smíříte se s tím. A v tu chvíli zaměříte pozornost na úplně něco jiného. Ne na to trápení, ale na to jak žít, abychom se začali opět smát, abychom pro tu naši holčičku udělali všechno, aby byla šťastná, a abychom si ten život tak, jak vlastně nám přišel do cesty... Tu cestu, abychom si nějak připravili kvalitně. V tu chvíli jsem poznala, že ta změna vlastně udělá strašně moc. Já mluvím stále o tom domino efektu – protože stačí jenom trošičku, když něco pozměníte, ten přístup, a ono potom se změní spoustu věcí dalších. Takže se vlastně začal ten náš život měnit hezky a začali nám do té cesty chodit už takové ty lepší věci. Nevyvíjelo se to v těch našich představách, jak to bude hrozné. Spíš naopak jsme byli překvapení, to souvisí s očekáváním, že vlastně jsme očekávali něco, co ve skutečnosti vůbec nepřišlo.

Co byl ten zásadní moment, který vlastně jakoby zajistil tu změnu, od kterého se to všechno začalo měnit jakoby v to lepší?

Láska. Já jsem byla... To ta láska. Já jsem prostě tak strašně dceru milovala a viděla jsem, že já jí tím nepomáhám, tím, že se trápím. Je to stejný jak v tom letadle, když chcete zachránit dítě, když se něco děje. První si musí dát kyslík matka a pak teprve to dítě. Takže já když jsem si uvědomila vlastně, že jsem... Souvisí to současně i s tím, že jsem byla vlastně v té roli té oběti, jo... Protože jsem neustále si kladla otázku: Proč se to stalo mně? A proč? A proč se to stalo? Proč to došlo až takhle tak daleko? No a když jsem se od tohoto odprosila, když jsem si uvědomila, že... A samozřejmě ta láska je silnější, je nejsilnější cit, takže jsem si řekla, něco je špatně a musím to začít měnit... A ono to pak začalo už jenom... Potom po té myšlence to začalo přicházet samo.

Můžete říct, že od toho momentu byl váš život jakoby prostoupen láskou? Jakoby změnil se tak zásadně, že...

"Takže když změníte přístup a ten přístup, to je prostě to, že to přijmete, přijmete to, smíříte se s tím."

ROZHOVORY

Ano. Ano, ty hodnoty, ty hodnoty, ty se úplně změnily, přerovnaly ten žebříček hodnot a začala jsem, nejenom já, i můj manžel, rodina, prostě zjišťovat že, že prostě ten život dokáže být úplně v jiných směrech daleko smysluplnější, jo... A že nám začaly dělat radost drobné věci, ty drobné věci. To znamená, že pak vlastně všechno to řídilo, ta láska, a řídí, řídí to ta láska. Dneska se tomu směju, protože já jsem kdysi, když jsem zjišťovala informace o tom Downově syndromu a co se s tím dá dělat a jak ty lidi žijí... Tak já jsem jednou narazila na nějaký pořad, kde byla maminka dítěte s Downovým syndromem a říkala tam, že je šťastná za to, že to dítě má. A já jsem si v tu chvíli tenkrát říkala: Proboha, jak tohle může někdo říct? Že je šťastný za to, že má dítě s Downovým syndromem. A často si na to vzpomenu, protože dneska jsem úplně ve stejné situaci a asi mi to taky mnozí nebudou věřit, ale já jsem strašně šťastná, že právě takovouhle holčičku, takovouhle dceru, mám. Protože díky ní já opravdu mám ten život, všichni máme ten život, tak kvalitní, tak úplně jiný, že já jsem za ni strašně ráda.

Vy jste, když jste trpěla, než došlo k tomu momentu... Tak jste cítila určitou beznaděj, je to tak?

Ano.

Hledala jste pomoc?

Hledala. Neustále. No, ale já jsem spíš hledala tu pomoc jako... Jak tu situaci nějak vyřešit. Ale dneska si uvědomuj i, že jako já jsem tu pomoc hledala... Přesto jsem ale někde ve skrytu duše věděla, že... Že žádná pomoc neexistuje, protože se to prostě nedá změnit, rozumíte. To je... To je přesně to, že věci, které nemůžeme změnit, tak můžeme hledat pomoc všemožně, uvnitř sebe, venku... Ale prostě je nezměníte. Až když jsem si uvědomila, že to nezměním, opravdu že... Že prostě musím dělat něco teď, že takhle se to stalo, takhle to je a teď prostě musím něco dělat... A když jsem došla k tomuhletomu pochopení, tak se to teprve začalo měnit. Když jsem si to přiznala... To je o té upřímnosti sama k sobě, že jsem začala být upřímná sama k sobě... Vlastně jsem si přiznala: Hele, ale ty fakt nic jiného neuděláš, nic jiného nevymyslíš, takhle to je.

Ale i když jste trpěla, tak jste určitě měla deprese nebo jste se opravdu cítila velmi špatně, tak jste nějakým způsobem chtěla najít tu pomoc, abyste se cítila lépe, ne proto, abyste vyřešila ten problém, ale abyste se cítila lépe, je to tak?

No, tak já v tuhle, nebo teď budu mluvit za sebe, já se cítila lépe, když jsem měla pocit, že něco dělám, jo. Já jsem nehledala pomoc u nějakých jako venku... Psychologů, psychiatrů... Vím, že jsem tam dostávala doporučení, ale v žádném případě jsem nic takového nepodstupovala, nebo možná dvakrát, třikrát, ale jenom nějakou formou rozhovoru. Ale já jsem to cítila v tom, že jsem stále jako hledala informace, ten přísun informací, jo... Že jsem něco dělala. To mě nejvíc jako naplňovalo a dávalo mi to nějaký smysl. Že prostě to můžu změnit. A později jsem poznala, že jenom tím přístupem, no... A že ty informace se mi k tomu hodily, vlastně... Že mě to k tomu všechno dovedlo. Tady nebyl ani čas třeba na nějaký hroucení se, nebo... Ale zase říkám, každý v takové situaci prostě se zachová jinak, jedná jinak. A za mě prostě: já potřebuji, já jsem i beran, jsem taková akční, takže jsem potřebovala prostě něco dělat, něco nacházet, vymýšlet, třeba hledat něco.

A to vám nakonec pomohlo?

To mi pomohlo. To mi pomohlo vlastně aspoň v té době, že jsem možná neskončila někde, že jsem potřebovala tu pomoc opravdu nějakou farmakologickou nebo něco – ne, terapeutickou. Já jsem si vlastně v tu chvíli byla tím terapeutem sama. Hodně jsem si psala v té době. Psala jsem si všechny všechny moje nápady, ze všeho jsem se vypisovala.

A hledala jste pomoc u svých přátel?

U nejbližších dvou. Ale to je situace, když se vám taková zásadní situace v životě stane, tak musím říct, že ovlivní i to vaše okolí... Nejen pozitivně, ale i negativně. V této situaci, kdy se nám teda narodila dcera s takovýmto postižením, tak jsme o spoustu přátel přišli. A spoustu přátel jsme získali, protože ten přístup k tomu problému má každý individuální. No a bylo to pro nás taky velké, a hlavně teda pro mě, velké ponaučení. Takže to bylo takové překvapení, i možná zklamání, že lidi k vám přistupují jinak. Je pravda, je pravda jako... Já jsem nikdy nikoho neodsoudila za to, že se třeba tak zachoval, protože já jsem pochopila... Vždyť já jsem se tak chovala defakto stejně, že jo.

Když se to stalo prostě, taky jsem to nepřijala, ale bylo to tou informovaností. Že ty lidi prostě nevěděli, jak třeba k tomu přistoupit, tak se odmlčeli, tak přestali komunikovat.

Prostě bylo to o tom přístupu, že ho neznali, že. Dneska už je to lepší, ale tohle bylo před 9 lety a teď už je to každým rokem, ten přístup lepší k těmhle lidem. Ale tenkrát opravdu ani nevěděli, jak k nám mají přistupovat, jak mají přistupovat asi k té dceři. Tak to prostě utnuli.

A toto se už změnilo, ale každopádně vám to změnilo váš život.

Určitě.

Takže když se vrátíme k té otázce. Tak to nejen, že to změnilo život, ale díky lásce jste našla cestu, jak se s tím vyrovnat, je to tak?

Ano.

Vám pomohlo jakoby věřit, vlastně najít ten směr a potom podle toho i žít.

Přesně tak. Prostě tím, že jsme vlastně začali brát tu situaci takovou, jaká je. Že jsme si řekli: Tak a vlastně nebudeme mít žádné očekávání. Budeme prostě žít tak, jak to je, ze dne na den, jo. V týhle situaci prostě potom už opravdu nejde, nebo není jiné řešení než to přijmout a žít ze dne na den. Ze začátku... Říkám začátku, než se to všechno ustálí... Než poznáte vůbec, co všechno to postižení s sebou nese a jaké má třeba i to dítě limity. Nebo toho je strašně moc, těch věcí. Takže jsme to tak nějak přijímali a ono se z toho vykrystalizovalo potom později takový to naše, takový ten potenciál toho našeho života, jo. Co můžeme, co nemůžeme. A vždycky, když jsme to přijmuli, tak jsme se zaměřili na to, jak prostě v té situaci, kde jsou naše limity, co s ním můžeme dělat, co ne... Když něco nešlo, tak jsme to prostě nelámali. A tak takhle jsme vlastně prostupovali těmi malými kroky a postupujeme do dneška. Takže nemáme zbytečná očekávání a tím pádem ani ta zklamání nejsou taková. Neříkám, že nejsou, jo. Ale nejsou taková, protože důležitá je ta spokojenost a ta láska, z které se snažíme teď už vycházet, abychom byli spokojeni všichni...

A to znamená, že vám to vlastně určuje tu životní cestu...

Ano. ano...

...Po které teď kráčíte. A další otázka je, jestli vás naplňuje ta cesta a proč?

Naplňuje, protože si ji určuji sama dneska... Až mě to vlastně posunulo, už jsem o tom mluvila před chvílí, jak mě to posunulo do takového stavu, že už nejsem v té roli té oběti. Prostě opravdu si můžu určovat to, jak budu žít a jak si to budu

ROZHOVORY

všechno vytvářet, tu cestu, sama. Že se nespoléhám na to, že to někdo udělá za mě. Vždycky je to o tom, jak to vnímáte a jaký postoj k tomu zaujmete uvnitř sebe.

Můžete říct něco o své dceři?

Ano. Jmenuje se Kristiána a je jí 9. Je teda velice šikovná. Nakonec předčila naše očekávání... Jako jak jsme si řekli s manželem, že už žádné očekávání mít nebudeme, tak vlastně se nenaplnilo a nic z toho, co nám říkali lékaři, odborníci, co jsem vyčetla... Takže dcera je integrovaná v normální škole, je velice sociální, sportovně nadaná, lyžuje, začala hrát tenis, začala hrát na flétnu, plave, chodí na balet...

A co vaší dceři dělá radost?

Když jsme asi všichni spolu. Když se smějeme. Když je klid. Když má u sebe věci, které má ráda. A když má ten pocit bezpečí. Určitě má... Je sociální... Takže má ráda děti, když je v kolektivu dětí, když je přijímaná, když je člověk vlídný. A co má ráda? Zpívá. Hudbu. Miluje hudbu, zpívá. A říkala jsem, jak je motoricky zdatná, tak strašně ráda lyžuje, plave, ráda cestuje... A hlavně teda je ráda v kolektivu dětí.

A čím vám dělá radost?

No, já teda si myslím, že tím, že je, jaká je. Já bych ji neměnila v zásadě, vůbec. Nevím, jak by mi jako... Ona neumí být zlá, záludná... Že je taková čistá, prostě. To je taková ta radost, že je taková, jaká je. A ten rozdíl oproti jiným dětem tam opravdu je, protože Kristýnka je třetí dítě. Mám ještě dva starší syny, takže to můžu posoudit. A opravdu je to o tom, jaká je.

Jak to přijali starší synové?

Dobře.

Můžete říct, že jste šťastná?

Ano, určitě jsem šťastná, protože jsem připravená na to, že kdyby přišla jakákoliv situace v životě, tak už dneska jsem natolik posílená tím vším, co mi přišlo do cesty, že si myslím, že bych to tak nějak zvládala líp. Nebo věděla bych, jak si v tu chvíli trošku poradit. A jsem šťastná. Protože všechny ty věci, nebo vůbec v životě, všechny ty... Ať to je rodina, ať je to zdraví, ať jsou to ty vztahy, ať je to cokoliv... Tak umím z toho vždycky brát to, co je tam pozitivní... Že se snažím se zaměřit na to, co mám, a nehledat někde venku. To, co nemám nebo co by mi pomohlo, to je už vycházet z něčeho.

Jaký je váš recept na štěstí?

Být šťastná uvnitř sebe.

Co to znamená?

Být spokojená sama se sebou tak, abych mohla pomáhat těm ostatním. Ať mluvím o rodině, ať mluvím o dětech, o přátelích. Prostě, jak člověk nebude opravdu vnitřně spokojený, tak bude vyzařovat... To bude vyzařovat prostě ven a to se bude odrážet na všem kolem mě, kolem něho, na tom, co dělá, na jeho práci, na jeho vztazích, na rodině... Takže recept na štěstí je opravdu být k sobě upřímný a ptát se: co chceme, co nám dělá dobře... Nezaměřovat se jenom na to, co bychom chtěli a z čeho jsme nešťastní, pořád se motat v tom kruhu... Zaměřovat se na to, že já jsem nešťastná, já jsem ta oběť a tohle se mě neustále děje... Ne. Netvořit si to a využívat toho potencionálu toho, co máme dobrého.

Jak dosahujete té spokojenosti?

No, je to o neustálé sebereflexi, což je pro mě důležité. A taková ta taková vnitřní komunikace a nejenom jako myslím komunikace, že komunikuji já se sebou, ale taková ta intuitivní. Že musíte být... Že se dokážu zaměřit na to, co cítím... Že opravdu to, co cítím, ne to, co chci na vědomé úrovni, ale na té podvědomé úrovni. Co mi opravdu dělá dobře.

Může být každý člověk šťastný, ať už se nachází v jakékoliv situaci?

No, záleží... Záleží asi na tom, jaký význam té situaci dává, ten člověk. Protože jestliže, a teď to vrátím zpět, když se mi teda narodila ta dcera a já jsem tomu dávala ten význam, ten negativní význam, že jsem se z toho trápila a prostě jsem tomu podlehla, tak to štěstí nepřichází. Nepřicházelo, že jo. Nemělo to ten otevřený obzor. Ale když jsem tomu dala jiný význam, když jsem se na to podívala úplně z jiného úhlu pohledu, tak se to štěstí začalo měnit. Takže důležité je, aby situaci člověk přehodnotil a... A třeba jsme i měli nějaká ta přesvědčení, na základě kterých člověk vnímá tu situaci jako nepříjemnou, nebo špatnou.

Čili to musí pojmenovat, to přesvědčení?

Ano, nejlepší je si to napsat. Já jsem z tohohle psala, jak fanatik. Já si dokážu sednout a prostě si ty věci psát, dokola dokola dokola. Až si v tom udělám jasno nebo než mi to přijde, to jasno. Věci určitě hodnotím... Nebo hodnotím... Věci jako do jisté míry vždycky analyzuji, teda myslím věci, které mi přinášejí nějaký problém a kde chci najít to řešení. Pokud teda to řešení má. Takže teďka mluvím pro mě o nějakých, já nevím... Primitivních věcech. Jestli pojedeme na dovolenou tam a tam, nebo nevím. To jsou takový úplně... Nejsou to takový ty zásadní věci, jako jsme teď mluvili, že jo. O té dceři nebo...

Někdy může být problém, když člověk zažívá nějakou depresi, je paralyzovaný, neví, co v tu chvíli udělat, nikdo není nablízku, takže těžko potom dokáže ty věci analyzovat takovým způsobem, aby našel tu cestu ven.

Víte, když je člověk je paralyzovaný, tak bych řekla... Nebo spíš bych to stáhla na jinou moji životní zkušenost, když jsem teda těžce onemocněla a vlastně nebylo... Onemocněla jsem tinnitem... A nebylo žádné východisko. Na to onemocnění neexistuje žádná pilulka nebo něco takového, co by vám zabralo hned. Takže přicházely prostě situace, kdyby mi někdo řekl: Hele, budeme spolupracovat, půjdeš na nějakou terapii... A vy jste úplně mimo, protože vám neustále hučí v hlavě a je to prostě tak zásadní, že se nemůžete soustředit na nic jiného, tak tady v tomto případě vám nepomůže nic analyzovat, tady mě pomohl trochu ten zásah zvenčí a současně zevnitř. Že jsem našla... Měla jsem to štěstí, že jsem našla člověka, kterému jsem začala věřit. Takže v tu chvíli si myslím, že je důležité začít v něco věřit. Začít věřit, že se to někdy změní. Najít prostě tu víru, aby se to změnilo, protože pokud nevěříte, tak nemáte ani tu motivaci něco změnit ani chuť.

Takže ta víra je něco, co vás posiluje k tomu, abyste se mohla posunout v životě...

Ano a konkrétně třeba, když už ani tu víru nemáte, tak určitě si uvědomit, že máte okolo sebe někoho, na kom vám tolik záleží, kvůli komu musíte začít věřit, že se to změní. V mém případě to byla tenkrát taky hlavně dcera, protože potřebovala moji pomoc. Takže jsem to ani nemohla nějak zahodit.

Přesto, tyto události, tyto věci, se někdy stávají spontánně... To znamená, že člověk... Zrovna v tu chvíli mu přijde někdo do cesty a to jakoby zafunguje.

Přesně tak, ano. A v tu chvíli ten člověk určitě nebude mít

ROZHOVORY

možnost se rozhodnout, protože je přehlcený těmi pocity...

Ale jakoby víceméně bychom mohli říct, že to je, že má štěstí, že opravdu se stane ta situace taková, že najednou se objeví někdo a v tu chvíli začne...

Ano. Já věřím na osud a věřím, že prostě ten zásah někde odněkud přijde. Že to štěstí jako úplně samo o sobě to není, že se tomu třeba říká štěstí, ale to je třeba tak, když opravdu někdy prožívám věci, s kterýma se nedá moc hnout nebo mě to vyčerpává, tak jsem zjistila, že úplně nejlíp funguje, když ty věci nechám být. Nechám je být a ony se tak nějak samy pohnou, protože opravdu to stačí úplně miniaturní změna nějaká, která může přijít, a změní to teda lavinově. Takže tohle, jak jste říkal, to štěstí nějaký, ten zásah, který přijde, aniž my bychom se o to nějak postarali.

Takže vlastně to znamená, pokud mluvíte o osudu, že ten příběh toho života je napsaný...

Ale my si ho někdy vykládáme nesprávně, a proto můžeme trpět. Anebo je to tak, že ten příběh, jak je napsaný, jestli je plný štěstí, radosti a lásky... Záleží taky možná na tom, co tam najdeme a co tam hledáme a co v tom chceme najít.

A co vy chcete najít?

Vždycky jenom to lepší, to pozitivní, to, co mě posune a co mně bude vyhovovat...

A hledáte něco konkrétního?

Teď už nehledám vůbec nic. Teď to nechávám přicházet, teď už vlastně jsem tak spokojená. Ale o tom jsme mluvili vlastně před chvílí. Ta spokojenost, to je asi to štěstí teda. Když je člověk spokojený, že to nechávám tak nějak plynout a přijímám ty věci.

To znamená, že v momentě, kdy přestáváte hledat, v tu chvíli jste šťastná?

A taky bych řekla, že ty věci přicházejí. Přicházejí takové ty věci, které bych chtěla nebo které mi vyhovují nebo o které nějak neusiluji.

Máte nějaké přání teď, v tuto chvíli? Něco, co byste si chtěla splnit?

Žít ten život tak kvalitně, správně tak, abych tady mohla žít dlouho. Dlouho a kvalitně, protože tady chci být pro svoji dceru. Já to teda nějak intuitivně cítím, já to mám i v genech, můj dědeček se dožil 104 let kvalitního života, loni zemřel. Takže věřím tomu, že to tak je, já to cítím. Ale to je to, co si přeji. Být tady co nejdéle, být tady šťastná a spokojená a co nejdéle. A řídit si kvalitně ten svůj život.

Když o tom mluvíte, o té kvalitě života, co to podle vás je?

Kvalita je netrpět. Netrpět a být tu sám za sebe. Být svobodný. Pro mě je ta svoboda taková ta nezávislost na nikom. Ta kvalita života rozhodovat se až do poslední chvíle, co vlastně chceme.

Ale samozřejmě můžeme i zmínit, že občas mít nějakou emoci je v pořádku, nebo ne?

No, ty emoce jsou důležité. Ty já mám spoustu těch emocí a často, že jo. To, myslím, z toho nevyplynulo, jako že je nemám. Ne, ne, ne, já jsem velice emotivní člověk.

To znamená občas být na něco naštvaný nebo...

No, to je důležité. Protože kdybychom nebyli smutní, kdybychom nebyli naštvaní, tak nevíme, co je to radost, co je to štěstí.

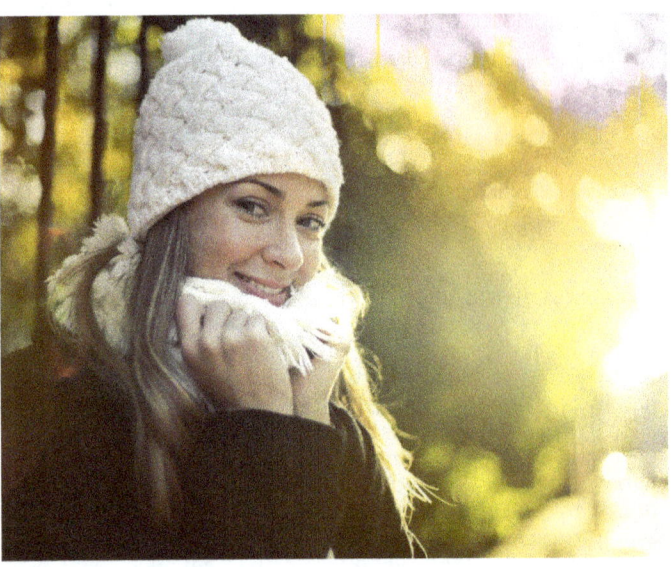

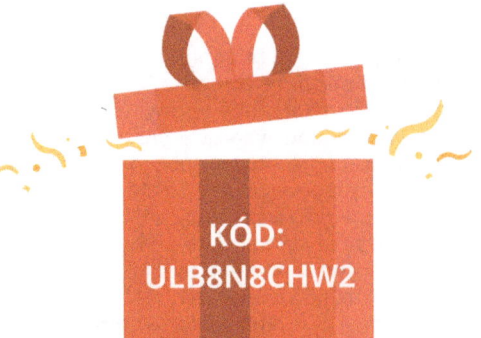

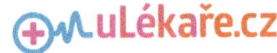

Dárkový poukaz do online poradny uLékaře.cz

Konzultace s lékařem do 6 hodin, v hodnotě **199,- Kč**

- ✓ Konzultujte zdravotní stav s 250 lékaři všech specializací
- ✓ Vysvětlíme lékařské zprávy, získáte druhý názor
- ✓ Zkontrolujeme lékové interakce
- ✓ Zdravotní sestra Vás objedná ke specialistovi

KÓD: ULB8N8CHW2

Dotaz zadejte na www.ulekare.cz/poradna.
Kód použijte ve 3 kroku při výběru platební metody
Platnost poukazu do **31.3.2021**

Jak může hypnóza pomoci v době pandemie?

Téměř všude se neustále hovoří o hromadném výskytu infekčního onemocnění postihujícího obyvatelstvo bez ohledu na hranice, pohlaví a věk. Pandemie prakticky zastavila každodenní život na celém světě. Podle definice uvedené v Pandemickém plánu České republiky je pandemie definována jako epidemie velkého rozsahu zasahující celé kontinenty.[1] Mezi nejčastější příznaky respiračního onemocnění patří horečka, suchý kašel a únava. [2] Ale nejen tyto symptomy mohou znemožňovat plnění pracovních a rodinných povinností. U některých jedinců se také mohl zhoršit jejich psychický stav. Ztráta zaměstnání, sociální izolace, strach o sebe a své blízké často v lidech vyvolávají úzkostné stavy, deprese. [3] To může podstatně snížit kvalitu života každého z nás.

Lidem s těmito psychickými problémy, ale i s některými symptomy respiračního onemocnění může pomoct hypnóza, která se využívá při léčbě zvané hypnoterapie. Hypnóza je tzv. změněný stav vědomí, který umožňuje podvědomé mysli provádět pozitivní změny prostřednictvím přímých podnětů a terapeutických metafor.[4] Terapeutickou hypnózu by měl vždy vést zkušený a erudovaný hypnoterapeut s příslušným stupněm vzdělání.[5] Hypnoterapie může být významnou podporou při léčbě bolesti z nejrůznějších příčin, při onemocnění horních cest dýchacích nebo v případě oslabeného imunitního systému přeprogramováním lidské mysli.[6] Stejně tak ji lze využít i při stresových situacích, úzkostech apod. Klinické studie v těchto případech totiž potvrdily její účinnost v praxi.[7] Navíc je hypnóza i určitý druh relaxace a té se mnohým v současnosti moc nedostává. I to je dobrým důvodem, proč hypnoterapii vyzkoušet.

Reference

[1] Zdroj: https://www.vlada.cz/assets/ppov/brs/dokumenty/Pandemicky_plan_CR.pdf

[2] Coronavirus Disease (COVID-19). https://www.who.int/emergencies/diseases/novel-coronavirus-2019/question-and-answers-hub/q-a-detail/q-a-coronaviruses#:%7E:text=symptoms

[3] Sebevraždy, deprese, úzkosti. Koronavirus drtí i duševní zdraví Čechů. (2020). Naše Zdravotnictví. https://www.nasezdravotnictvi.cz/aktualita/sebevrazdy-deprese-uzkosti-koronavirus-drti-i-dusevni-zdravi-cechu

[4] Wikipedia contributors. (2020, September 3). Hypnóza. Hypnóza. https://cs.wikipedia.org/wiki/Hypn%C3%B3za

[5] Přispěvatelé projektů Wikimedia. (2019, September 23). Standardy v hypnoterapii. Standardy v Hypnoterapii. https://cs.wikibooks.org/wiki/Standardy_v_hypnoterapii

[6] Hypnoterapie - cswiki.cz. (2019). Hypnoterapie. https://www.cswiki.cz/wiki/Hypnoterapie

[7] Cardeña, E. (2020, November 6). Hypnotic tape intervention ameliorates stress: a randomized, control study. PubMed. https://pubmed.ncbi.nlm.nih.gov/23427838/, Casale, A. (2020, November 6). Pain perception and hypnosis: findings from recent functional neuroimaging studies. PubMed. https://pubmed.ncbi.nlm.nih.gov/25719519/

Kvalitní život s tinnitem

"Mnoho lidí mi volá a píše, aby získali informace o tom, jak jsem zvládla svůj tinnitus a jak je možné, žít kvalitní život. Bohužel nemohu kapacitně ani časově zvládnout sdělovat stále dokola svůj příběh ostatním. Rozhodla jsem se své osobní zkušenosti s tinnitem shrnout a vytvořit ebook. Věřím, že lidem, kteří "trpí" TINNITEM a opravdu chtějí žít kvalitní život mohu pomoci." - Bc. Radka Hornek CHt. - Autor knihy

Kniha je v prodeji na https://www.radkahornek.cz/obchod/

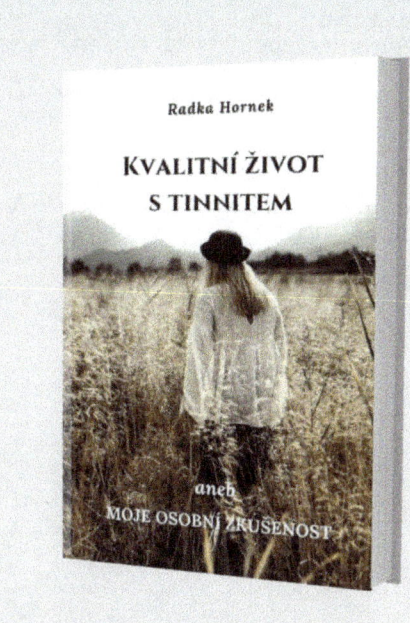

Adresář hypnoterapeutů

Mgr. Petr Hammerlindl
Psychologické poradenství a hypnóza
Tel.: +420 602 341 806
www.psycholog-hypnoza.cz

Jakub Tenčl, Ph.D.
Tel.: 800 040 401 (z pevné linky) nebo +44 7704 734 834
info@klinickahypnoterapie.cz
www.klinickahypnoterapie.cz

Petr Pomajbík
Tel.: +420 732 445 203
E-mail: petr@pomajbik.com

PhDr. Radomira Kunová
Psychologická praxe Brno, Červinkova 1
www.psychologie-kunova.cz
E-mail: kunova@psychologie-kunova.cz
Tel.: +420 601 327 037

Mgr. Erika Panenková
Tel.: +420 606 215 200
E-mail: erikapanenkova@seznam.cz
Adresa působení:
I. Všeobecná poliklinika
K Nemocnici 2305
272 01 Kladno

PaedDr. Eva Maloňová
Hypnoterapie
Tel.: +420 732 110 484
www.hypnoeva.cz

Radka Koubová
Hypnoterapeut, terapeut NLP, vztahové a párové terapie
Tel.: +420 604 987 548
E-mail: radka@radkakoubova.com
Webové stránky: https://radkakoubova.com/
Facebook: https://www.facebook.com/RadkaKoubovaVztahyTerapieHypnoterapie/

PhDr. Sylvie Navarová
CETERAS – Centrum terapeutických služeb, Ostrava
www.ceteras.cz
Tel.: +420 605 214 849
E-mail: ostrava@ceteras.cz

Maruš Palová
TERAPEUT ENERGETICKÉ PSYCHOLOGIE & EFT
Kouč, Autopatie, Hypnóza
Pražská 767/33, Jablonec nad Nisou, 466 01
Tel.: +420 776 594 305, +420 777 244 232
E-mail: eftpalova@seznam.cz
www.terapeutpalova.cz

Bc. Věra Nekvindová
Kouč, lektor a terapeut osobního rozvoje
Web: www.kouc-pardubice.cz
Tel.: +420 733 535 501

PhDr. Eva Vejmělková
Psychologické poradenství
+420 724 114 484
U Stromovky 148/9
736 01 Havířov - Město
www.evavejmelkova.com

PhDr. Jana Zouharová, Ph.D.
Palackého tř. 8, 612 00 Brno
info@ceteras.cz
www.ceteras.cz

Mgr. Božena Kopřivová – poradenstvo, terapie
Štúrova 54/1, Žilina
Slovenská republika
Tel.: +421917200476
E-mail: info@hypnocentrum.sk
www.hypnocentrum.info

Mgr. Hana Stejskalová
koučování, poradenství, hypnóza
E-mail: info@coaching-plzen.cz
Tel.: + 420 731 112 214
www.coaching-plzen.cz

Mgr. Kurdiovský Eduard
Tel.: 723 915 210

MUDr. Fabienne Kosová, DPN Louny
Rybalkova 2962, 440 01 Louny
E-mail: fabienne.kosova@dpnlouny.cz

Mgr. Jana Dobošová – Psychológ – Hypnoterapeut – Nitra
www.hypnozaterapia.sk
www.hypnoseterapie.de
Tel: SK +421-903224757
DE +49-1791358628

MUDr. Erika Zelníková
konzultant, homeopat, akupunkturista
Tel.: 604 214 883

PhDr. Yvona Mazehóová, Ph.D.
Psychologické poradenství KOMA (soukromá praxe)
Karla IV. 3, 37001 České Budějovice
Web: www.psychologie-cb.cz
Tel.: +420605157221
E-mail: mazehoova@psychologie-cb.cz

Bc. Milan Chadima
Tel: +420 604 325 017
www.otevrenamysl.cz
info@otevrenamysl.cz
Firewalking, Hypnotherapy, EFT Therapy, Quantum Therapy, Drum Circle

ADRESÁŘ

Mgr. Zbyněk Bohdal
Hypnoterapeut, psychologický poradce
Trhové Sviny, okres České Budějovice
Objekt polikliniky – budova B, 1. patro
Nábřeží Svat. Čecha 664
374 01 Trhové Sviny
Tel.: +420 777 295 603
E-mail: zbynek.bohdal@gmail.com
www.bohdal.net

MUDr. Katarína Carter, Cert.CBH, NLP Master
Stará cesta 1
Spišská Nová Ves, 05201
Slovenská Republika
Mobil: 00421950/807 011
E-mail: hypnozasonu@gmail.com
web: www.hypnoza-sonu.sk

PhDr. Jitka Bukáčková
Příční 81
593 01 Bystřice nad Pernštejnem
tel. 605 261 011
email: bukackovaj@tiscali.cz

MUDr. Michaela Šedová
CNS Centrum Třinec
alterrapia@gmail.com

Mgr. et Mgr. Diana Valečková
Plzeň, Husova 722/13
tel. 605 332 479
www.psycholog-diana.cz

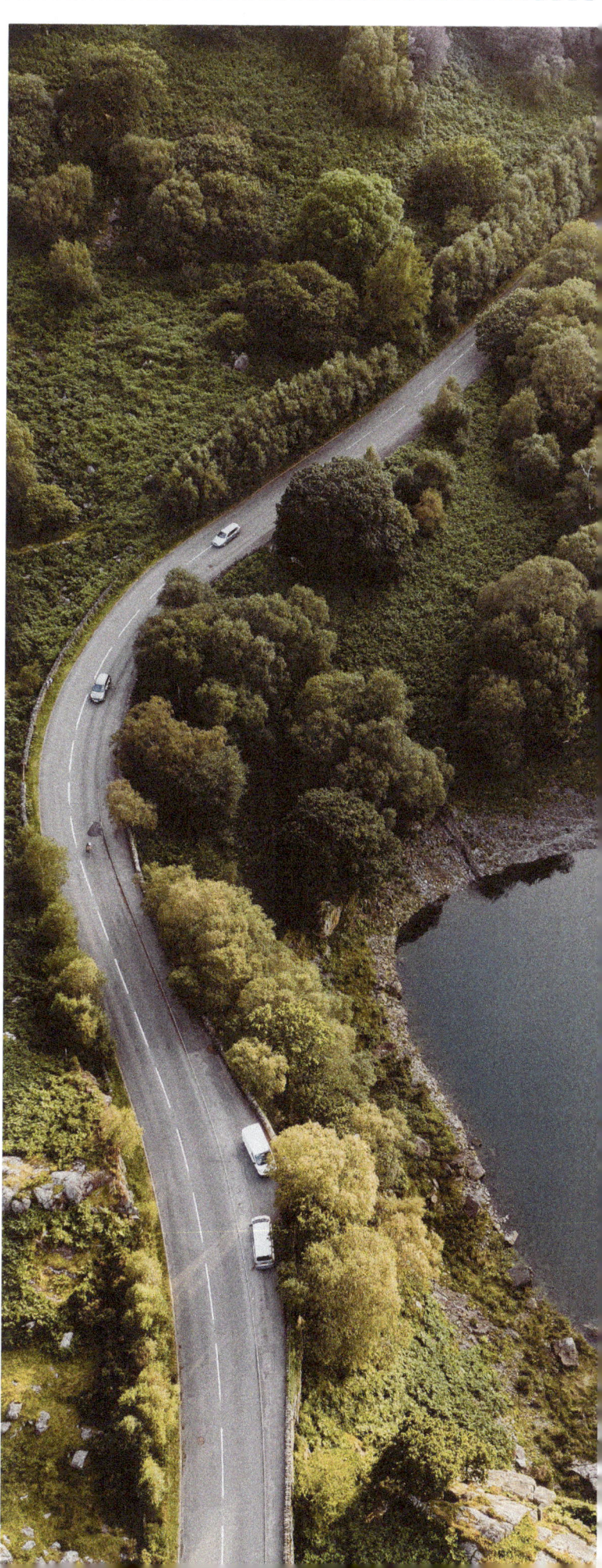

www.ingramcontent.com/pod-product-compliance
Lightning Source LLC
LaVergne TN
LVHW082244060526
838200LV00046B/2052